NÍZKOTUČNÁ K

CW00504615

100 super jednoduchých receptů na přípravu doma, které obohatí váš nízkotučný recept o dobroty

Milena Bednářová

OBSAH

ÚVOD

Nízkotučná dieta je taková, která omezuje tuky a často také nasycené tuky a cholesterol. Nízkotučné diety jsou určeny ke snížení výskytu onemocnění, jako jsou srdeční choroby a obezita. Pro hubnutí fungují podobně jako nízkosacharidová dieta, protože složení makroživin nerozhoduje o úspěchu hubnutí. Tuk poskytuje devět kalorií na gram, zatímco sacharidy a bílkoviny poskytují čtyři kalorie na gram. The Institute of Medicine doporučuje omezit příjem tuků na 35 % celkových kalorií, aby byl kontrolován příjem nasycených tuků.

Přestože je tuk nezbytnou součástí lidské stravy, existují „dobré tuky" a „špatné tuky". Znalost rozdílu může člověku pomoci učinit informovaná rozhodnutí o jídle.

Pokud dodržujete zdravou a vyváženou stravu, omezování příjmu tuků je obecně zbytečné. Za určitých okolností však může být omezení tuků ve stravě prospěšné.

Nízkotučné diety se například doporučují, pokud se zotavujete po operaci žlučníku nebo máte onemocnění žlučníku nebo slinivky břišní .

Nízkotučné diety mohou také zabránit pálení žáhy, snížit váhu a zlepšit hladinu cholesterolu.

B REAKFAST

1. Ovesná snídaně

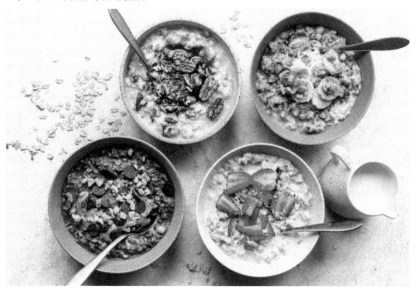

Slouží 1

Ingredience

- 1 šálek vařených ovesných vloček
- 1 lžička mletých lněných semínek
- 1 lžička slunečnicových semínek
- Špetka skořice
- Polovina lžiček kakaa

Pokyny

a) Ovesné vločky uvaříme v horké vodě a poté smícháme všechny ingredience .

b) Pokud musíte, oslaďte pár kapkami surového medu.

c) Volitelné: Slunečnicová semínka můžete nahradit dýňovými nebo chia semínky.

d) Místo kakaa můžete přidat hrst borůvek nebo libovolného lesního ovoce.

2. Ovesná jogurtová snídaně

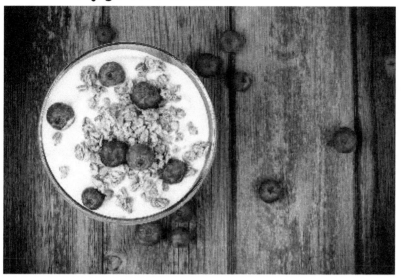

Slouží 1

Ingredience

- 1/2 šálku suchých ovesných vloček

- Hrst borůvek (volitelné)

- 1 šálek nízkotučného jogurtu

Pokyny

a) Smíchejte všechny ingredience a počkejte 20 minut nebo nechte přes noc v lednici, pokud používáte ocelový oves.

b) Sloužit

3. Kakaová ovesná kaše

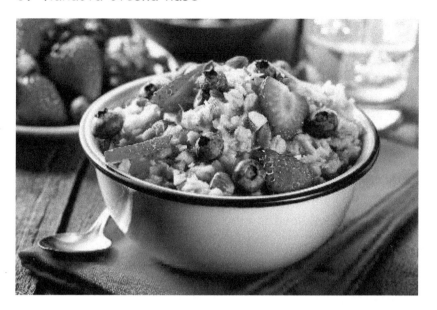

SLOUŽÍ 1

Ingredience

- 1/2 šálku ovesných vloček

- 2 šálky vody

- Špetka lžičky soli

- 1/2 lžičky mletého vanilkového lusku

- 2 polévkové lžíce kakaového prášku

- 1 polévková lžíce surového medu

- 2 polévkové lžíce mleté moučky z lněných semínek

- špetka skořice

- 2 bílky

Pokyny

a) Do hrnce na vysokou teplotu vložte oves a sůl. Zakryjte 3 hrnky vody. Přiveďte k varu a za občasného míchání vařte 3–5 minut. V případě potřeby přidávejte 1/2 šálku vody, protože směs houstne.

b) V samostatné misce rozšlehejte 4 polévkové lžíce vody se 4 polévkovými lžícemi kakaového prášku, aby vznikla hladká omáčka. Přidejte vanilku do pánve a promíchejte.

c) Snižte teplotu na minimum. Přidejte sníh z bílků a ihned šlehejte. Přidejte lněnou mouku a skořici. Míchejte, aby se spojily. Odstraňte z ohně, přidejte syrový med a ihned podávejte.

d) Doporučené zálivky: nakrájené jahody, borůvky nebo málo mandlí.

4. Borůvka Vanilka Jednodenní ovesné vločky

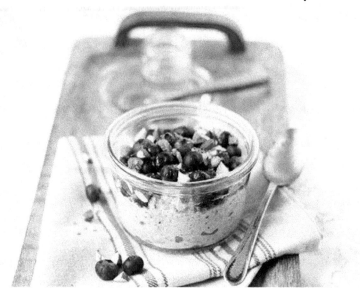

Slouží 1

Ingredience

- 1/2 šálku ovesných vloček

- 1/3 šálku vody

- 1/4 šálku nízkotučného jogurtu

- 1/2 lžičky mletého vanilkového lusku

- 1 polévková lžíce moučky z lněných semínek

- Špetka soli

- Borůvky, mandle, ostružiny, syrový med na zálivku

Pokyny

a) Ingredience (kromě polevy) přidejte do mísy večer. Dejte přes noc do lednice.

b) Ráno směs promíchejte. Mělo by to být husté. Přidejte polevy dle vlastního výběru.

5. Jablečné ovesné vločky

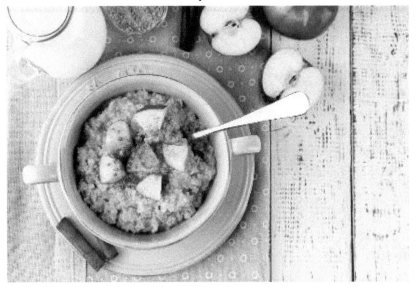

Slouží 1

Ingredience

- 1 nastrouhané jablko

- 1/2 šálku ovesných vloček

- 1 šálek vody

- Špetka skořice

- 2 lžičky surového medu

Pokyny

a) Ovesné vločky vařte s vodou 3-5 minut.

b) Přidejte nastrouhané jablko a skořici. Vmíchejte surový med.

6. Mandlové máslo banán oves

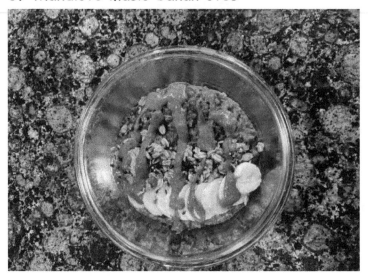

Slouží 1

Ingredience

- 1/2 šálku ovesných vloček

- 3/4 šálku vody

- 1 vaječný bílek

- 1 banán

- 1 polévková lžíce. moučka z lněných semínek

- 1 lžička syrového medu

- špetka skořice

- 1/2 polévkové lžíce. mandlové máslo

Pokyny

a) Smíchejte oves a vodu v misce. Vyšlehejte bílek a poté jej zašlehejte s nevařeným ovesem. Vařte na varné desce. Zkontrolujte konzistenci a podle potřeby pokračujte v zahřívání, dokud oves není nadýchaný a hustý. Banán rozmačkejte a přidejte k ovsu. Zahřívejte 1 minutu

b) Vmíchejte len, surový med a skořici. Navrch dejte mandlové máslo!

7. Kokosové granátové jablko ovesné vločky

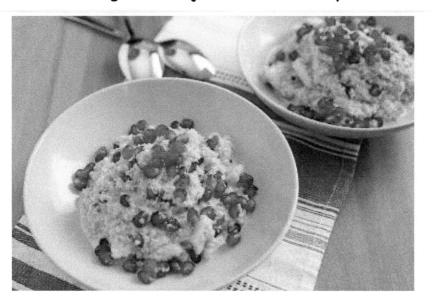

SLOUŽÍ 1

Ingredience

- 1/2 šálku ovesných vloček

- 1/3 šálku kokosového mléka

- 1 šálek vody

- 2 polévkové lžíce. strouhaný neslazený kokos

- 1-2 polévkové lžíce. moučka z lněných semínek

- 1 polévková lžíce. surový med

- 3 polévkové lžíce. semena granátového jablka

Pokyny

a) ovesné vločky uvaříme s kokosovým mlékem, vodou a solí.

b) vmíchejte kokos, surový med a moučku z lněných semínek. posypeme extra kokosem a semínky granátového jablka.

8. Vaječná pizza kůra

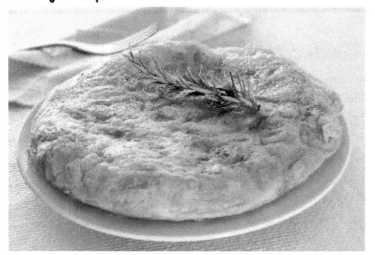

Ingredience

- 3 vejce
- 1/2 šálku kokosové mouky
- 1 šálek kokosového mléka
- 1 prolisovaný stroužek česneku

Pokyny

a) Promícháme a uděláme omeletu.

b) Sloužit

9. Omeleta se zeleninou

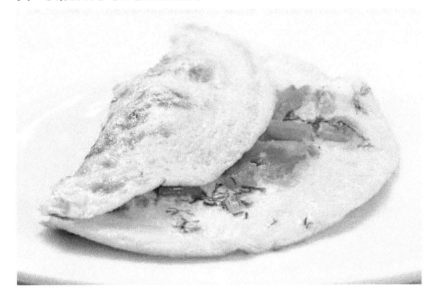

Slouží 1

Ingredience

- 2 velká vejce
- Sůl
- Mletý černý pepř
- 1 lžička olivového oleje nebo kmínového oleje
- 1 šálek špenátu, cherry rajčata a 1 lžíce sýrového jogurtu
- Drcené vločky červené papriky a špetka kopru

Pokyny

a) V malé misce rozšleháme 2 velká vejce. Dochuťte solí a mletým černým pepřem a dejte stranou. Zahřejte 1 lžičku olivového oleje na střední pánvi na středním ohni.

b) Přidejte baby špenát, rajčata, sýr a vařte za stálého míchání do zvadnutí (cca 1 minutu).

c) Přidejte vejce; vařte za občasného míchání, dokud neztuhne, asi 1 minutu. Vmícháme sýr.

d) Posypeme drcenými vločkami červené papriky a koprem.

10. Vaječné muffiny

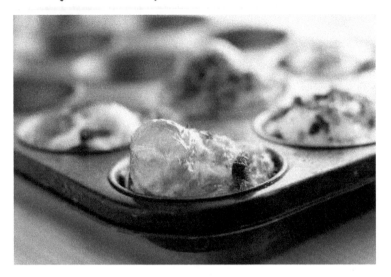

Porce: 8 muffinů

Ingredience

- 8 vajec
- 1 šálek nakrájené zelené papriky
- 1 šálek nakrájené cibule
- 1 šálek špenátu
- 1/4 lžičky soli
- 1/8 lžičky mletého černého pepře
- 2 polévkové lžíce vody

Pokyny

a) Zahřejte troubu na 350 stupňů F. Naolejujte 8 košíčků na muffiny.

b) Vejce rozšleháme.

c) Smíchejte papriku, špenát, cibuli, sůl, černý pepř a vodu. Směs nalijte do košíčků na muffiny.

d) Pečte v troubě, dokud nebudou muffiny uprostřed hotové.

11. Míchaná vejce z uzeného lososa

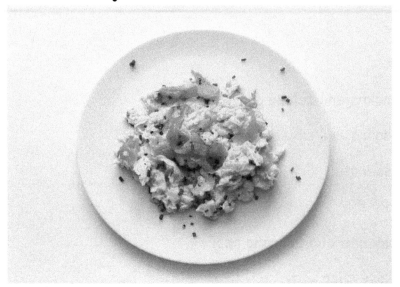

Ingredience

- 1 lžička kokosového oleje

- 4 vejce

- 1 polévková lžíce vody

- 4 unce. uzený losos, nakrájený na plátky

- 1/2 avokáda

- mletý černý pepř, podle chuti

- 4 nasekaná pažitka (nebo použijte 1 zelenou cibulku nakrájenou na tenké plátky)

Pokyny

a) Zahřejte pánev na střední teplotu.

b) Když je horký, přidejte na pánev kokosový olej.

c) Mezitím rozšleháme vajíčka. Přidejte vejce do horké pánve spolu s uzeným lososem. Za stálého míchání uvařte vejce, dokud nebudou měkká a nadýchaná.

d) Odstraňte z tepla. Podávejte avokádo, černý pepř a pažitku.

12. Steak a vejce

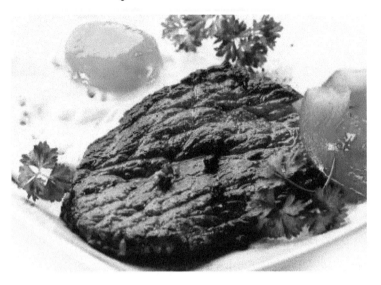

SLOUŽÍ 2

Ingredience

- 1/2 lb. hovězí steak bez kosti nebo vepřová panenka
- 1/4 lžičky mletého černého pepře
- 1/4 lžičky mořské soli (volitelně)
- 2 lžičky kokosového oleje
- 1/4 cibule, nakrájená na kostičky
- 1 červená paprika, nakrájená na kostičky
- 1 hrst špenátu nebo rukoly
- 2 vejce

Pokyny

a) Nakrájený steak nebo vepřovou panenku ochutíme mořskou solí a černým pepřem. Zahřejte pánev na vysokou teplotu. Přidejte 1 lžičku kokosového oleje, cibuli a maso, když je pánev horká, a restujte, dokud nebude steak mírně propečený.

b) Přidejte špenát a červenou papriku a vařte, dokud nebude steak hotový podle vašich představ. Mezitím rozehřejte malou pánev na střední teplotu. Přidejte zbývající kokosový olej a orestujte dvě vejce.

c) Každý steak položte sázeným vejcem k podávání.

13. Pečeme vejce

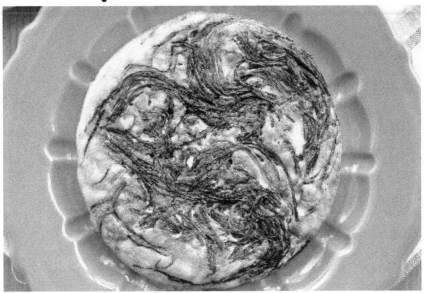

Slouží 6

Ingredience

- 2 šálky nakrájené červené papriky nebo špenátu

- 1 šálek cukety

- 2 polévkové lžíce kokosového oleje

- 1 šálek nakrájených hub

- 1/2 šálku nakrájené zelené cibule

- 8 vajec

- 1 šálek kokosového mléka

- 1/2 hrnku mandlové mouky

- 2 polévkové lžíce nasekané čerstvé petrželky

- 1/2 lžičky sušené bazalky

- 1/2 lžičky soli

- 1/4 lžičky mletého černého pepře

Pokyny

a) Předehřejte troubu na 350 stupňů F. Vložte kokosový olej do pánve. Zahřejte na střední teplotu. Přidejte houby, cibuli, cuketu a červenou papriku (nebo špenát), dokud zelenina nezměkne, asi 5 minut. Zeleninu sceďte a rozložte na pekáč.

b) Vejce rozšleháme v míse s mlékem, moukou, petrželkou, bazalkou, solí a pepřem. Nalijte vaječnou směs do pekáče.

c) Pečte v předehřáté troubě, dokud střed neztuhne (cca 35 až 40 minut).

14. Frittata

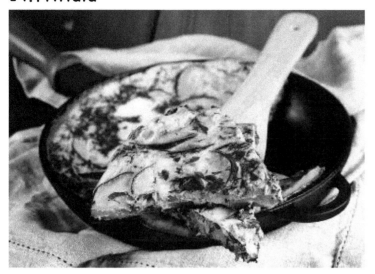

6 porcí

Ingredience

- 2 polévkové lžíce olivového oleje nebo avokádový olej

- 1 cuketa, nakrájená na plátky

- 1 šálek natrhaného čerstvého špenátu

- 2 polévkové lžíce nakrájené zelené cibule

- 1 lžička prolisovaného česneku, sůl a pepř na dochucení

- 1/3 šálku kokosového mléka

- 6 vajec

Pokyny

a) Na pánvi na středním plameni rozehřejte olivový olej. Přidejte cuketu a vařte do měkka. Smíchejte špenát, zelenou cibulku a česnek. Dochuťte solí a pepřem. Pokračujte ve vaření, dokud špenát nezvadne.

b) V samostatné misce vyšlehejte vejce a kokosové mléko. Nalijte do pánve na zeleninu. Snižte teplotu na minimum, přikryjte a vařte, dokud vejce neztuhnou (5 až 7 minut).

15. Naan / Palačinky / Palačinky

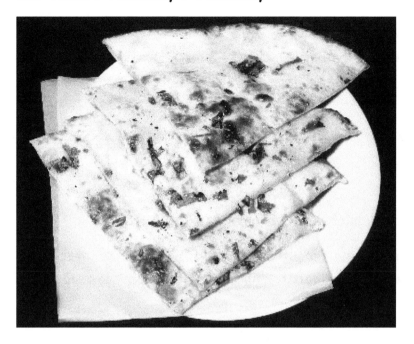

Ingredience

- 1/2 hrnku mandlové mouky
- 1/2 šálku tapiokové mouky
- 1 šálek kokosového mléka
- S alt
- kokosový olej

Pokyny

a) ingredience smíchejte dohromady.

b) Zahřejte pánev na střední teplotu a nalijte těsto na požadovanou tloušťku. Jakmile bude těsto pevné, otočte jej a pečte z druhé strany.

c) Pokud chcete, aby to byl dezertní krep nebo palačinka, vynechte sůl. Pokud chcete, můžete do těsta přidat mletý česnek nebo zázvor, případně nějaké koření.

16. Cuketové palačinky

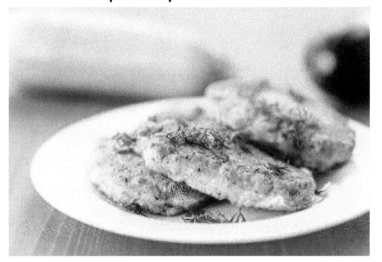

Slouží 3

Ingredience

- 2 střední cukety

- 2 polévkové lžíce nakrájené cibule

- 3 rozšlehaná vejce

- 6 až 8 polévkových lžic mandlové mouky

- 1 lžička soli

- 1/2 lžičky mletého černého pepře

- kokosový olej

Pokyny

a) Zahřejte troubu na 300 stupňů F.

b) Do mísy nastrouháme cuketu a vmícháme cibuli a vejce. Vmícháme 6 lžic mouky, sůl a pepř.

c) Rozpalte velkou pánev na střední teplotu a přidejte do ní kokosový olej. Když je olej horký, snižte teplotu na středně nízkou a přidejte těsto do pánve. Palačinky opékejte asi 2 minuty z každé strany, dokud nezhnědnou. Vložte palačinky do trouby.

17. Pikantní koláčová kůra

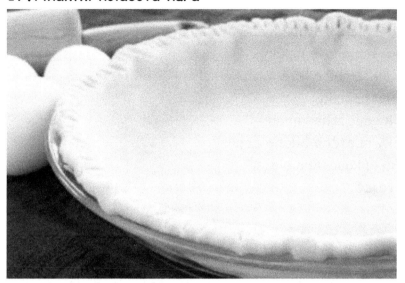

Ingredience

- 11/4 šálků blanšírované mandlové mouky
- 1/3 šálku tapiokové mouky
- 3/4 lžičky jemně mleté mořské soli
- 3/4 lžičky papriky
- 1/2 lžičky mletého kmínu
- 1/8 lžičky mletého bílého pepře
- 1/4 šálku kokosového oleje
- 1 velké vejce

Pokyny

a) Do mísy kuchyňského robota dejte mandlovou mouku, tapiokovou mouku, mořskou sůl, vanilku, vejce a kokosový cukr (pokud používáte kokosový cukr). Zpracujte 2-3krát, aby se spojily. Přidejte olej a surový med (pokud používáte surový med) a pulzujte několika sekundovými pulzy a poté nechte kuchyňský robot běžet, dokud se směs nespojí. Přesuňte těsto na plastovou fólii. Zabalte a poté těsto vtlačte do 9palcového disku. Dejte na 30 minut do lednice.

b) Odstraňte plastový obal. Vtlačte těsto na dno a nahoru po stranách 9palcové máslem vymazané koláčové misky. Okraje kůrky trochu přimáčkněte. Necháme 20 minut vychladit v lednici. Dejte rošt do střední polohy a předehřejte troubu na 375 F. Vložíme do trouby a pečeme do zlatova.

18. Quiche

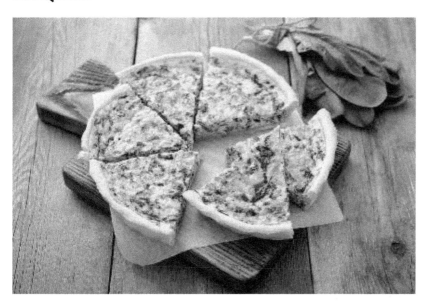

PODÁVÁ 2-3

Ingredience

- 1 Předvařená a vychlazená pikantní koláčová kůra

- 8 uncí organického špenátu, vařeného a okapaného

- 6 uncí kostky vepřového masa

- 2 střední šalotky, nakrájené na tenké plátky a orestované

- 4 velká vejce

- 1 šálek kokosového mléka

- 3/4 lžičky soli

- 1/4 lžičky čerstvě mletého černého pepře

Pokyny

a) Vepřové maso opečte na kokosovém oleji a poté přidejte špenát a šalotku. Po dokončení odložte stranou.

b) Předehřejte troubu na 350 F. Ve velké míse smíchejte vejce, mléko, sůl a pepř. Šlehejte do pěny. Přidejte asi 3/4 scezené náplně a zbylou 1/4 si ponechte na "vrchol" quiche. Nalijte vaječnou směs do korpusu a na quiche položte zbývající náplň.

c) Quiche vložte do trouby na střed střední mřížky a pečte nerušeně 45 až 50 minut.

19. Tvarohové sezamové kuličky

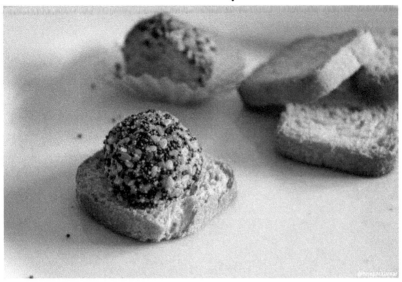

Ingredience

- 16 uncí farmářský sýr nebo tvaroh
- 1 šálek jemně nasekaných mandlí
- 1 a 1/2 hrnku ovesných vloček

Pokyny

a) Ve velké míse smíchejte rozmixovaný tvaroh, mandle a ovesné vločky.

b) Tvoříme kuličky a obalujeme ve směsi sezamových semínek.

PŘEDkrmy

20. Humus

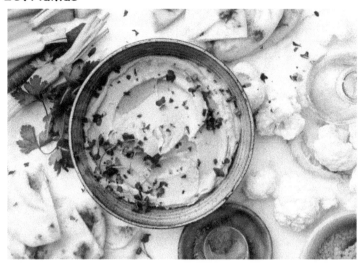

Ingredience

- 2 šálky vařené cizrny (garbanzo fazole)

- 1/4 šálku (59 ml) čerstvé citronové šťávy

- 1/4 šálku (59 ml) tahini

- Polovina velkého stroužku česneku, mletého

- 2 polévkové lžíce olivového oleje nebo kmínový olej a další pro podávání

- 1/2 až 1 lžička soli

- 1/2 lžičky mletého kmínu

- 2 až 3 polévkové lžíce vody

- K podávání špetka mleté papriky

Pokyny

a) Smíchejte tahini a citronovou šťávu a mixujte 1 minutu. Přidejte olivový olej, nasekaný česnek, kmín a sůl do směsi tahini a citronu. Zpracujte 30 sekund, oškrábejte strany a poté zpracujte dalších 30 sekund.

b) Polovinu cizrny přidejte do kuchyňského robotu a zpracujte 1 minutu. Oškrábejte strany, přidejte zbývající cizrnu a zpracujte 1 až 2 minuty.

c) Hummus přendejte do misky, pokapejte asi 1 lžící olivového oleje a posypte paprikou.

21. Guacamole

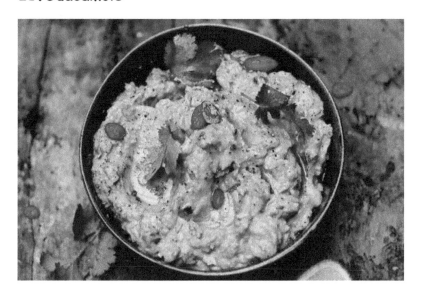

Ingredience

- 4 zralá avokáda

- 3 polévkové lžíce čerstvě vymačkané citronové šťávy (1 citron)

- 8 čárková feferonková omáčka

- 1/2 šálku nakrájené cibule

- 1 velký stroužek česneku, nasekaný

- 1 lžička soli

- 1 lžička mletého černého pepře

- 1 střední rajče, zbavené semínek a nakrájené na malé kostičky

Pokyny

a) Avokádo rozpůlíme, zbavíme pecky a vydlabeme dužinu.

b) Ihned přidejte citronovou šťávu, feferonkovou omáčku, česnek, cibuli, sůl a pepř a dobře promíchejte. Avokádo nakrájíme na kostičky. Přidejte rajčata.

c) Dobře promíchejte a ochuťte solí a pepřem.

22. Baba Ghanoush

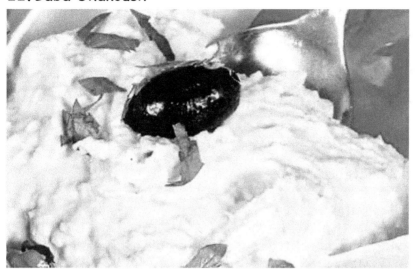

Ingredience

- 1 velký lilek

- 1/4 šálku tahini a více podle potřeby

- 3 stroužky česneku, nasekané

- 1/4 šálku čerstvé citronové šťávy a více podle potřeby

- 1 špetka mletého kmínu

- sůl, podle chuti

- 1 polévková lžíce extra panenského olivového oleje nebo avokádový olej

- 1 polévková lžíce nasekané ploché petrželky

- 1/4 šálku černých oliv naložených v solném roztoku, jako je Kalamata

Pokyny

a) Lilek grilujte 10 až 15 minut. Zahřejte troubu (375 F).

b) Vložte lilek na plech a pečte 15-20 minut nebo do změknutí. Vyndejte z trouby, nechte vychladnout a oloupejte a odstraňte kůži. Dužinu lilku dejte do misky. Pomocí vidličky rozmačkejte lilek na pastu.

c) Přidejte 1/4 šálku tahini, česnek, kmín, 1/4 šálku citronové šťávy a dobře promíchejte. Dochuťte solí podle chuti. Směs přendejte do servírovací mísy a zadní částí lžíce rozprostřete, abyste vytvořili mělkou jamku. Navrch pokapejte olivovým olejem a posypte petrželkou.

23. Espinacase la Catalana

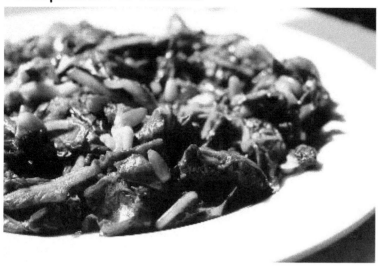

Slouží 4

Ingredience

- 2 šálky špenátu

- 2 stroužky česneku

- 3 polévkové lžíce kešu oříšků

- 3 polévkové lžíce sušeného rybízu

- olivový olej nebo avokádový olej

Pokyny

a) Špenát omyjte a odřízněte stonky. Špenát dusíme několik minut.

b) Česnek oloupeme a nakrájíme na plátky. Nalijte několik lžic olivového oleje a zakryjte dno pánve. Rozpálíme pánev na středním stupni a 1-2 minuty restujeme česnek.

c) Do pánve přidejte kešu a rybíz a dále restujte 1 minutu. Přidejte špenát a dobře promíchejte, potřete olejem. Sůl podle chuti.

24. Tapenáda

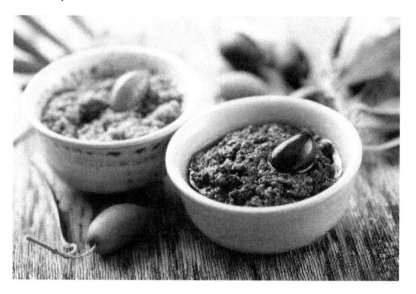

Ingredience

- 1/2 libry vypeckovaných smíšených oliv

- 2 filety sardele, opláchnuté

- 1 malý stroužek česneku, nasekaný

- 2 polévkové lžíce kapary

- 2 až 3 lístky čerstvé bazalky

- 1 polévková lžíce čerstvě vymačkané citronové šťávy

- 2 polévkové lžíce extra panenského olivového oleje nebo kmínový olej

Pokyny

a) Olivy opláchněte ve studené vodě.

b) Vložte všechny ingredience do mísy kuchyňského robota. Zpracujte ke spojení, dokud se nestane hrubou pastou.

c) Přendejte do misky a podávejte

25. Dip z červené papriky

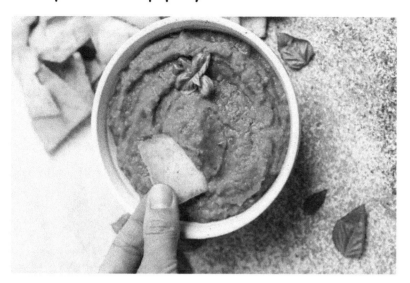

Ingredience

- 1 libra červené papriky

- 1 šálek farmářského sýra

- 1/4 šálku panenského olivového oleje nebo avokádový olej

- 1 lžíce mletého česneku

- Citronová šťáva, sůl, bazalka, oregano, vločky červené papriky podle chuti.

Pokyny

a) Papriky orestujeme. Přikryjte je a chlaďte asi 15 minut. Papriky oloupeme a zbavíme semínek a stopky.

b) Nakrájejte papriky.
Papriky a česnek přendejte do kuchyňského robotu a zpracujte do hladka.

c) Přidejte farmářský sýr a česnek a zpracujte do hladka.

d) Při běžícím stroji přidejte olivový olej a citronovou šťávu. Přidejte bazalku, oregano, vločky červené papriky a 1/4 lžičky soli a zpracujte do hladka.

e) Upravte koření, podle chuti. Nalijte do mísy a ochlaďte.

26. Lilek a jogurt

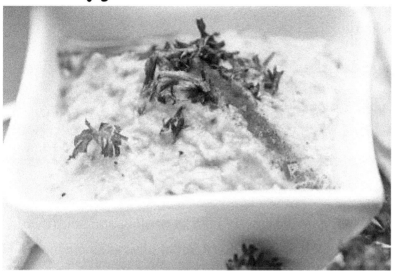

Ingredience

- 1 libra nakrájeného lilku

- 3 neloupané šalotky

- 3 neoloupané stroužky česneku

Pokyny

a) Smíchejte 1 libru nakrájeného lilku, 3 neoloupané šalotky a 3 neloupané stroužky česneku s 1/4 šálku olivového oleje, solí a pepřem na plechu.

b) Pečeme při 400 stupních půl hodiny. Vychlaďte a vymačkejte šalotku a česnek ze slupky a nakrájejte. Smíchejte s lilkem, mandlemi, 1/2 hrnku bílého jogurtu, koprem a solí a pepřem.

27. Caponata

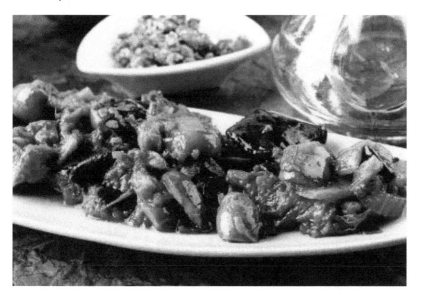

PODÁVÁ 3-4

Ingredience

- kokosový olej

- 2 velké lilky, nakrájené na velké kousky

- 1 lžička sušeného oregana

- Mořská sůl

- Čerstvě mletý černý pepř

- 1 malá cibule, oloupaná a nakrájená nadrobno

- 2 stroužky česneku, oloupané a nakrájené nadrobno

- 1 malý svazek čerstvé plocholisté petrželky, listy otrhané a stonky nasekané nadrobno

- 2 polévkové lžíce solené kapary, opláchnuté, namočené a okapané

- 1 hrst zelených oliv, odstraněné pecky

- 2-3 polévkové lžíce citronové šťávy

- 5 velkých zralých rajčat, nakrájených nahrubo

- kokosový olej

- 2 polévkové lžíce loupaných mandlí, lehce opražených, volitelné

Pokyny

a) Na pánvi rozehřejte kokosový olej a přidejte lilek, oregano a sůl. Vařte na vysoké teplotě asi 4 nebo 5 minut. Přidejte cibuli, česnek a petrželovou nať a pokračujte ve vaření dalších pár minut. Přidejte scezené kapary a olivy a citronovou šťávu. Když se všechna šťáva odpaří, přidáme rajčata a dusíme do měkka.

b) Před podáváním dochuťte solí a olivovým olejem podle chuti. Posypeme mandlemi.

SMOOTHIES

28. Kale Kiwi Smoothie

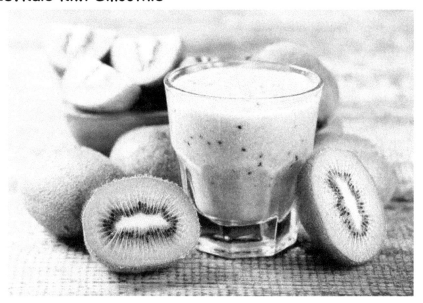

Ingredience

- 1 šálek kapusty, nakrájené
- 2 jablka
- 3 kiwi
- 1 lžíce lněných semínek
- 1 lžíce mateří kašičky
- 1 šálek drceného ledu

Pokyny

a) Smíchejte v mixéru
b) Sloužit

29. Smoothie z cuketových jablek

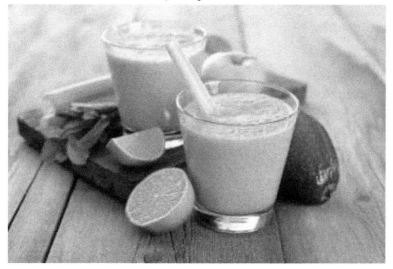

Ingredience

- 1/2 šálku cukety
- 2 jablka
- 3/4 avokáda
- 1 stonek celeru
- 1 citron
- 1 polévková lžíce Spirulina
- 1 1/2 šálku drceného ledu

Pokyny

a) Smíchejte v mixéru

b) Sloužit

30. Smoothie z pampelišky

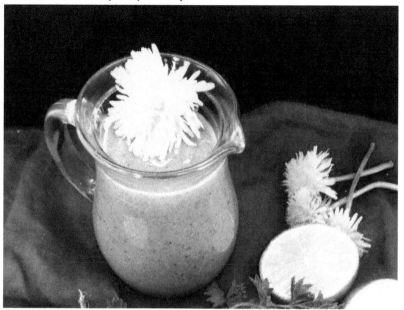

Ingredience

- 1 šálek pampelišky zelené
- 1 šálek špenátu
- $\frac{1}{2}$ šálku tahini
- 1 červená ředkev
- 1 polévková lžíce chia semínek
- 1 šálek levandulového čaje

Pokyny

a) Smíchejte v mixéru
b) Sloužit

31. Fenykl Honeydew Smoothie

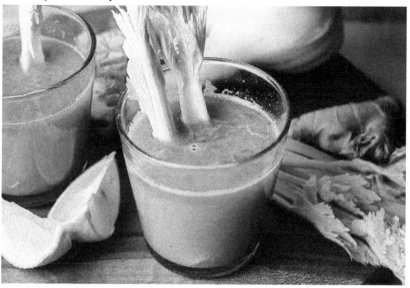

Ingredience

- ½ šálku fenyklu
- 1 šálek brokolice
- 1 polévková lžíce koriandru
- 1 šálek medovky
- 1 šálek drceného ledu
- 1 polévková lžíce Chlorelly

Pokyny

a) Smíchejte v mixéru
b) Sloužit

32. Brokolicové jablečné smoothie

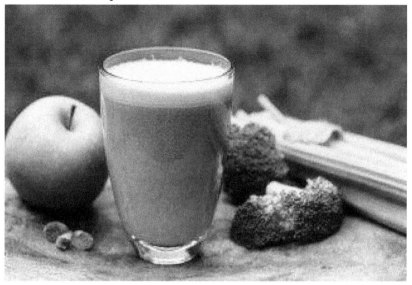

Ingredience

- 1 jablko
- 1 šálek brokolice
- 1 polévková lžíce koriandru
- 1 řapíkatý celer
- 1 šálek drceného ledu
- 1 polévková lžíce drcených mořských řas

Pokyny

a) Smíchejte v mixéru
b) Sloužit

33. Salátové smoothie

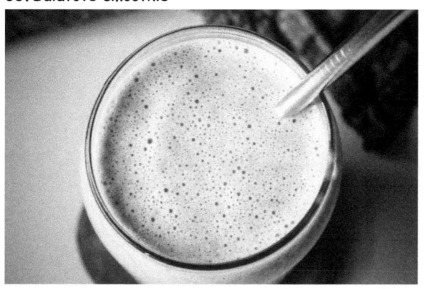

Ingredience

- 1 šálek špenátu
- $\frac{1}{2}$ okurky
- 1/2 malé cibule
- 2 lžíce petrželky
- 2 lžíce citronové šťávy
- 1 šálek drceného ledu
- 1 polévková lžíce olivového oleje nebo kmínový olej
- $\frac{1}{4}$ šálku pšeničné trávy

Pokyny

a) Smíchejte v mixéru

b) Sloužit

34. Smoothie z avokáda

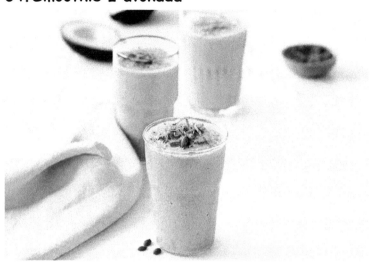

Ingredience

- 1 šálek kapusty
- ½ avokáda
- 1 šálek okurky
- 1 řapíkatý celer
- 1 polévková lžíce chia semínek
- 1 šálek heřmánkového čaje
- 1 polévková lžíce Spirulina

Pokyny

a) Smíchejte v mixéru
b) Sloužit

35. Smoothie z řeřichy

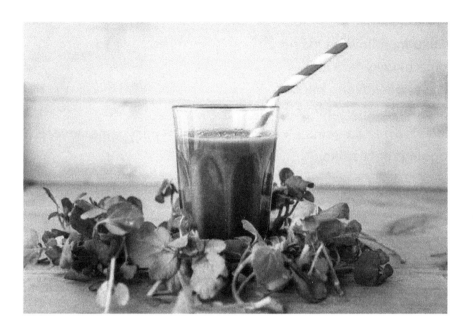

Ingredience

- 1 šálek řeřichy
- $\frac{1}{2}$ šálku mandlového másla
- 2 malé okurky
- 1 šálek kokosového mléka
- 1 polévková lžíce Chlorelly
- 1 polévková lžíce semínek černého kmínu – posypeme navrch a ozdobíme petrželkou

Pokyny

a) Smíchejte v mixéru
b) Sloužit

36. Smoothie ze zelené řepy

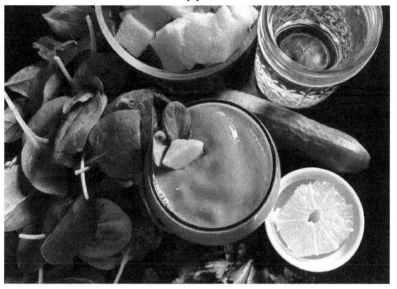

Ingredience

- 1 šálek zelené řepy
- 2 polévkové lžíce másla z dýňových semínek
- 1 šálek Jahoda
- 1 polévková lžíce sezamových semínek
- 1 polévková lžíce konopných semínek
- 1 šálek heřmánkového čaje

Pokyny

a) Smíchejte v mixéru
b) Sloužit

37. Smoothie z brokolice s pórkem okurky

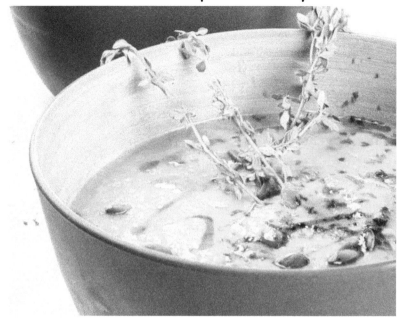

Ingredience

- 1 šálek brokolice
- 2 polévkové lžíce kešu másla
- 2 pórky
- 2 okurky
- 1 limetka
- $\frac{1}{2}$ šálku hlávkového salátu
- $\frac{1}{2}$ šálku listového salátu
- 1 polévková lžíce Matcha
- 1 šálek drceného ledu

Pokyny

a) Smíchejte v mixéru
b) Sloužit

38. Kakaovo špenátové smoothie

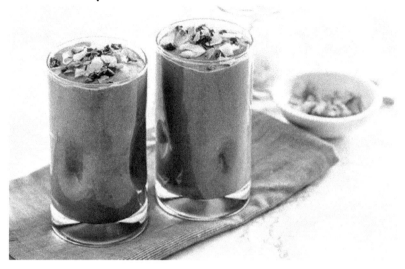

Ingredience

- 2 šálky špenátu
- 1 šálek borůvek, zmrazených
- 1 lžíce tmavého kakaového prášku
- $\frac{1}{2}$ šálku neslazeného mandlového mléka
- 1/2 šálku drceného ledu
- 1 lžička syrového medu
- 1 polévková lžíce prášku Matcha

Pokyny

a) Smíchejte v mixéru
b) Sloužit

39. Smoothie z lněného mandlového másla

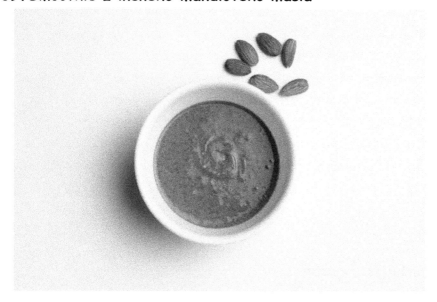

Ingredience

- $\frac{1}{2}$ šálku bílého jogurtu
- 2 lžíce mandlového másla
- 2 šálky špenátu
- 1 banán, zmrazený
- 3 jahody
- 1/2 šálku drceného ledu
- 1 lžička lněných semínek

Pokyny

a) Smíchejte v mixéru

b) Sloužit

40. Jablečné kale smoothie

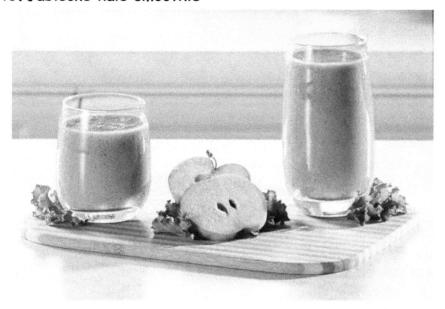

Ingredience

- 1 šálek kapusty
- ½ šálku kokosového mléka
- 1 polévková lžíce Maca
- 1 banán, zmrazený
- ¼ lžičky skořice
- 1 jablko
- Špetka muškátového oříšku
- 1 hřebíček
- 3 kostky ledu

Pokyny

a) Smíchejte v mixéru
b) Sloužit

41. Smoothie z ledové broskve

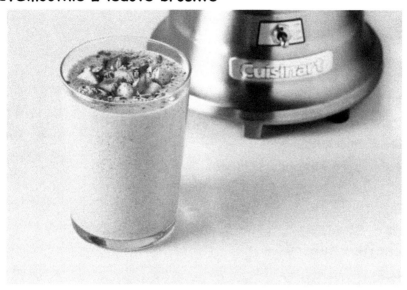

Ingredience

- 1 hrnek ledového salátu
- 1 banán
- 1 broskev
- 1 para ořech
- 1 mango
- 1 šálek Kombucha
- Navrch dejte konopná semena

Pokyny

a) Smíchejte v mixéru
b) Sloužit

42. Rainbow Smoothie

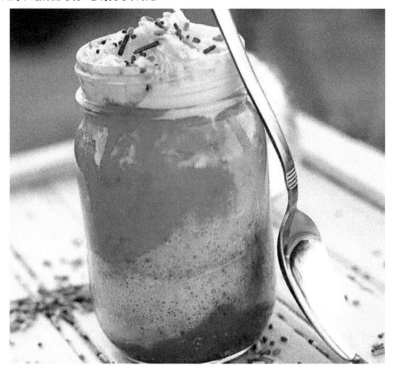

Pokyny

a) Smíchejte 1 velkou řepu s trochou drceného ledu
b) Smíchejte 3 mrkve s trochou drceného ledu
c) Smíchejte 1 okurku, 1 šálek listového salátu a $\frac{1}{2}$ šálku pšeničné trávy
d) Podávejte je odděleně, abyste zachovali výraznou barvu

e) Sloužit

DEZERTY

43. Krabí koláčky

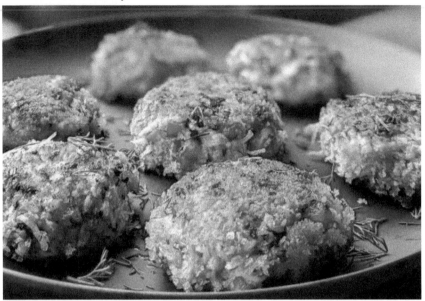

Podává 6-8

Ingredience

- 3 libry krabí maso

- 3 rozšlehaná vejce

- 3 šálky mouky z lněných semínek

- 3 lžíce hořčice

- 2 polévkové lžíce strouhaného křenu

- 1/2 šálku kokosového oleje

- 1 lžička. citronová kůra

- 3 polévkové lžíce citronové šťávy

- 2 polévkové lžíce petrželky

- 1/2 lžičky kajenského pepře

- 2 lžičky rybí omáčky

Pokyny

a) Ve střední misce smíchejte všechny ingredience kromě oleje.
b) Vytvarujte do menších hamburgerů. Na pánvi rozpalte olej a placičky opékejte 3–4 minuty z každé strany nebo do zlatova.
c) Případně je upečte v troubě.
d) Podáváme jako předkrm nebo jako hlavní chod s velkým vláknitým salátem.

44. Sladká koláčová kůra

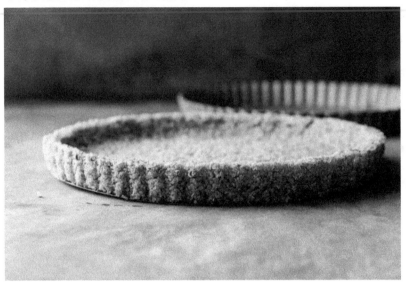

Ingredience

- 11/3 šálků blanšírované mandlové mouky

- 1/3 šálku tapiokové mouky

- 1/2 lžičky mořské soli

- 1 velké vejce

- 1/4 šálku kokosového oleje

- 2 polévkové lžíce kokosového cukru nebo syrového medu

- 1 lžička mletého vanilkového lusku

Pokyny

a) Do mísy kuchyňského robota dejte mandlovou mouku, tapiokovou mouku, mořskou sůl, vanilku, vejce a kokosový cukr (pokud používáte kokosový cukr). Zpracujte 2-3krát, aby se spojily. Přidejte olej a surový med (pokud používáte surový med) a pulzujte několika sekundovými pulzy a poté nechte kuchyňský robot běžet, dokud se směs nespojí. Nalijte těsto na plát plastové fólie. Zabalte a poté těsto vtlačte do 9palcového disku. Dejte na 30 minut do lednice.

b) Odstraňte plastový obal. Vtlačte těsto na dno a nahoru po stranách 9palcové máslem vymazané koláčové misky. Okraje kůrky trochu přimáčkněte. Necháme 20 minut vychladit v lednici. Dejte rošt do střední polohy a předehřejte troubu na 375 F. Vložíme do trouby a pečeme do zlatova.

45. Jablečný koláč

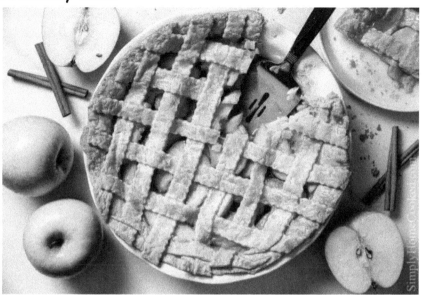

Velikost porce: 8 porcí

Ingredience

- 2 polévkové lžíce kokosového oleje

- 9 kyselých jablek, oloupaných, zbavených jader a nakrájených na 1/4 palce silné plátky

- 1/4 šálku kokosového cukru nebo syrového medu

- 1/2 lžičky skořice

- 1/8 lžičky mořské soli

- 1/2 šálku kokosového mléka

- 1 hrnek mletých ořechů a semínek

Pokyny

a) Náplň: Ve velkém hrnci na středním plameni rozpusťte kokosový olej. Přidejte jablka, kokosový cukr nebo surový med, skořici a mořskou sůl.

b) Zvyšte teplotu na středně vysokou a za občasného míchání vařte, dokud jablka nepustí vlhkost a cukr se nerozpustí. Jablka zalijte kokosovým mlékem nebo smetanou a pokračujte ve vaření, dokud jablka nezměknou a tekutina nezhoustne, asi 5 minut za občasného míchání.

c) Náplň nalijeme do korpusu a poté přelijeme polevou. Přes okraje kůrky umístěte koláčový štít, abyste se nespálili. Pečte, dokud nebude poleva jen zlatohnědá. Vychladíme a podáváme.

46. Ovoce máčené v čokoládě

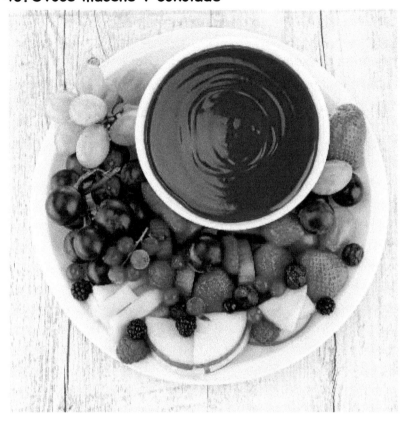

Ingredience

- 2 jablka nebo 2 banány nebo miska jahod nebo jakéhokoli ovoce, které lze namáčet v rozpuštěné čokoládě

- 1/2 šálku rozpuštěné čokolády \ 2 polévkové lžíce nasekaných ořechů (mandle, vlašské ořechy, para ořechy) nebo semínek (konopná, chia, sezamová, lněná moučka)

Pokyny

a) Jablko nakrájejte na měsíčky nebo banán na čtvrtky. Rozpusťte čokoládu a nasekejte ořechy. Ovoce namáčíme v čokoládě, posypeme oříšky nebo semínky a dáme na tác.

b) Přeneste tác do lednice, aby čokoláda mohla ztuhnout; sloužit.

c) Pokud nechcete čokoládu, posypte ovoce mandlovým nebo slunečnicovým máslem a posypte chia nebo konopnými semínky a nakrájejte na kousky a podávejte.

47. Sušenky bez pečení

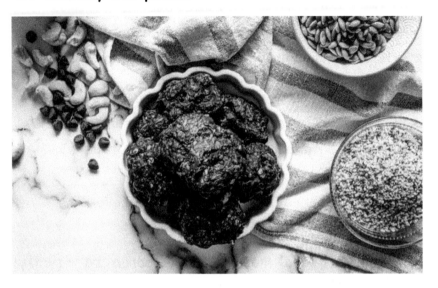

Ingredience

- 1/2 šálku kokosového mléka

- 1/2 šálku kakaového prášku

- 1/2 šálku kokosového oleje

- 1/2 šálku syrového medu

- 2 hrnky najemno strouhaného kokosu

- 1 šálek velkých vloček kokosu

- 2 lžičky mletého vanilkového lusku

- 1/2 šálku sekaných mandlí nebo chia semínek (volitelně)

- 1/2 šálku mandlového másla (volitelně)

Pokyny

a) V hrnci smíchejte kokosové mléko, kokosový olej a kakaový prášek. Směs vařte na středním plameni, míchejte, dokud nepřijde k varu a poté vařte 1 minutu.

b) Odstraňte směs z ohně a vmíchejte strouhaný kokos, velký vločkový kokos, syrový med a vanilku. Pokud chcete, přidejte další ingredience .

c) Směs nandejte na plech vyložený pečicím papírem, aby vychladl.

48. Syrové sušenky

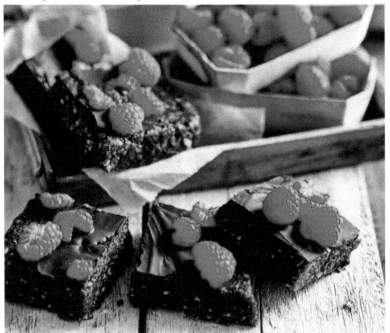

Ingredience

- 1 1/2 šálku vlašských ořechů

- 1 hrnek vypeckovaných datlí

- 1 1/2 lžičky mletého vanilkového lusku

- 1/3 šálku neslazeného kakaového prášku

- 1/3 šálku mandlového másla

Pokyny

a) Přidejte vlašské ořechy a sůl do kuchyňského robotu nebo mixéru. Míchejte do jemného mletí.

b) Do mixéru přidejte vanilku, datle a kakao. Dobře promíchejte a případně přidejte několik kapek vody najednou, aby se směs spojila.

c) Směs přendejte na pánev a potřete mandlovým máslem.

49. Zmrzlina

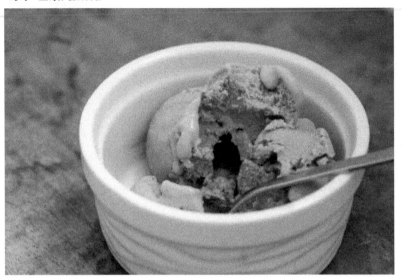

Pokyny

a) Banán nakrájený na kousky zmrazte a zmražený zpracujte v mixéru a přidejte půl lžičky skořice nebo 1 lžičku kakaa nebo obojí a snězte ho jako zmrzlinu.

b) Další možností by bylo přidat jednu lžíci mandlového másla a smíchat s rozmačkaným banánem, je to také vynikající zmrzlina.

50. Sušenky s jablečným kořením

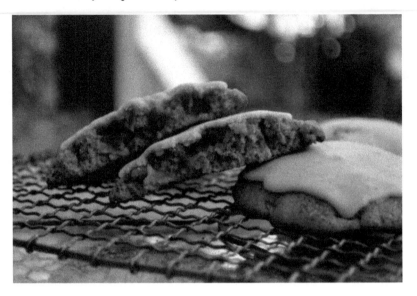

Ingredience

- 1 šálek neslazeného mandlového másla

- 1/2 šálku syrového medu

- 1 vejce a 1/2 lžičky soli

- 1 jablko, nakrájené na kostičky

- 1 lžička skořice

- 1/4 lžičky mletého hřebíčku

- 1/8 lžičky muškátového oříšku

- 1 lžička čerstvého zázvoru, nastrouhaného

Pokyny

a) zahřejte troubu na 350 stupňů f. smíchejte v misce mandlové máslo, vejce, syrový med a sůl. přidejte jablko, koření a zázvor a promíchejte. lžící těsta nalijte na plech 1 palec od sebe.

b) pečeme do ztuhnutí.

c) vyjměte sušenky a nechte vychladnout na mřížce.

POLÉVKY

51. Krémová brokolicová polévka

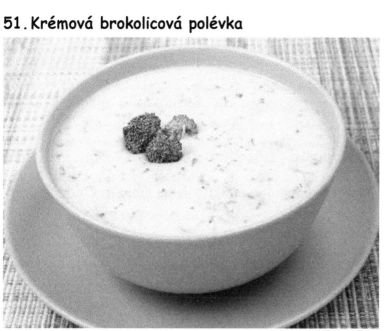

Slouží 4

Ingredience

- 1 1/2 libry brokolice, čerstvé

- 2 šálky vody

- 3/4 lžičky soli, pepře podle chuti

- 1/2 šálku tapiokové mouky, smíchané s 1 šálkem studené vody

- 1/2 šálku kokosové smetany

- 1/2 šálku nízkotučného farmářského sýra

Pokyny

a) Brokolici vařte v páře nebo vařte, dokud nezměkne.

b) Dejte 2 šálky vody a kokosové smetany do horní části dvojitého kotle.

c) Přidejte sůl, sýr a pepř. Zahřívejte, dokud se sýr nerozpustí.

d) Přidejte brokolici. V malé misce smíchejte vodu a tapiokovou mouku.

e) Směs tapioky vmíchejte do sýrové směsi v dvojitém kotli a zahřívejte, dokud polévka nezhoustne.

52. Čočková polévka

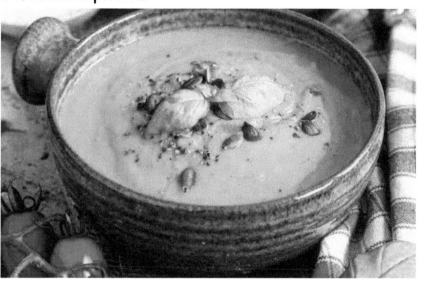

Podává 4-6

Ingredience

- 2 polévkové lžíce olivového oleje nebo avokádového oleje
- 1 šálek jemně nakrájené cibule
- 1/2 šálku nakrájené mrkve
- 1/2 šálku nakrájeného celeru
- 2 lžičky soli
- 1 libra čočky
- 1 šálek nakrájených rajčat
- 2 litry kuřecího nebo zeleninového vývaru
- 1/2 lžičky mletého koriandru a praženého kmínu

Pokyny

a) Vložte olivový olej do velké holandské trouby. Nastavte na střední teplotu. Po zahřátí přidejte celer, cibuli, mrkev a sůl a dělejte, dokud cibule nezprůsvitní.

b) Přidejte čočku, rajčata, kmín, vývar a koriandr a míchejte, aby se spojily. Zvyšte teplotu a přiveďte pouze k varu.

c) Snižte plamen, přikryjte a vařte na mírném plameni, dokud čočka nezměkne (cca 35 až 40 minut).

d) Pyré s ohýbačkou na preferovanou konzistenci (volitelné). Ihned podávejte.

53. Studená okurková avokádová polévka

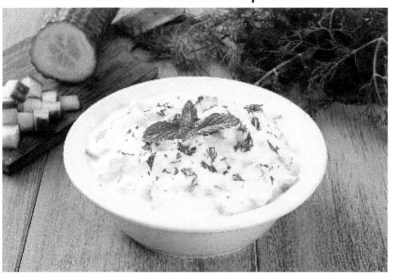

Podává 2-3

Ingredience

- 1 okurka oloupaná, zbavená semínek a nakrájená na 2palcové kousky
- 1 avokádo, oloupané
- 2 nakrájené jarní cibulky
- 1 hrnek kuřecího vývaru
- 3/4 šálku řeckého nízkotučného jogurtu
- 2 polévkové lžíce citronové šťávy
- 1/2 lžičky mletého pepře nebo podle chuti
- Nasekaná pažitka, kopr, máta, jarní cibulka nebo okurka

Pokyny

a) Smíchejte okurku, avokádo a jarní cibulku v mixéru. Pulzujte, dokud se nerozseká.
b) Přidejte jogurt, vývar a citronovou šťávu a pokračujte do hladka.
c) Dochuťte pepřem a solí podle chuti a nechte 4 hodiny chladit.
d) Chuť na dochucení a dozdobení.

54. Gazpacho

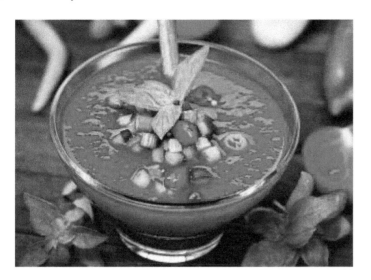

Slouží 4
Ingredience

- 1/2 šálku moučky z lněných semínek

- 1 kg rajčat, nakrájených na kostičky

- 1 červená paprika a 1 zelená paprika, nakrájené na kostičky

- 1 okurka, oloupaná a nakrájená na kostičky

- 2 stroužky česneku, oloupané a rozdrcené

- 150 ml extra panenského olivového oleje nebo avokádového oleje

- 2 polévkové lžíce citronové šťávy

- Sůl, podle chuti

Pokyny

a) Papriky, rajčata a okurku smíchejte s prolisovaným česnekem a olivovým olejem v míse mixéru.

b) Do směsi přidejte lněnou moučku. Rozmixujte do hladka.

c) Přidejte sůl a citronovou šťávu podle chuti a dobře promíchejte.

d) Dejte do lednice, dokud dobře nevychladne. Podávejte s černými olivami, natvrdo vařeným vejcem, koriandrem, mátou nebo petrželkou.

55.Italská hovězí polévka

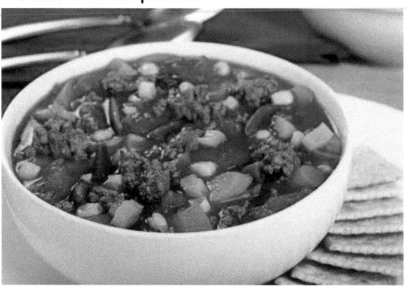

Slouží 6

Ingredience

- 1 libra mleté včely1 stroužek česneku, mletý
- 2 hrnky hovězího vývaru
- několik velkých rajčat
- 1 šálek nakrájené mrkve
- 2 šálky vařených fazolí
- 2 malé cukety, nakrájené na kostičky
- 2 šálky špenátu - opláchnutý a natrhaný
- 1/4 lžičky černého pepře
- 1/4 lžičky soli

Pokyny

a) Hnědé hovězí s česnekem v hrnci. Vmícháme vývar, mrkev a rajčata. Dochuťte solí a pepřem.
b) Snižte teplotu, přikryjte a vařte 15 minut
c) Vmícháme fazole s tekutinou a cuketou. Přikryjeme a dusíme, dokud cuketa nezměkne.
d) Odstraňte z ohně, přidejte špenát a přikryjte. Po 5 minutách podávejte.

56. Smetanová pečená houba

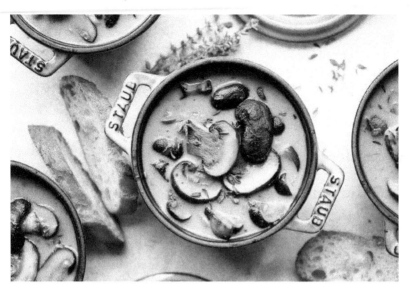

SLOUŽÍ 4

Ingredience

- 1 libra hub Portobello, nakrájených na 1palcové kousky

- 1/2-libra houby shiitake, stopka

- 6 polévkových lžic olivového oleje nebo avokádový olej

- 2 hrnky zeleninového vývaru

- 1 1/2 polévkové lžíce kokosového oleje

- 1 cibule, nakrájená

- 3 stroužky česneku, nasekané

- 3 polévkové lžíce šípkové mouky

- 1 šálek kokosové smetany

- 3/4 lžičky nasekaného tymiánu

Pokyny

a) Zahřejte troubu na 400 °F. Jeden velký plech vyložte alobalem. Rozložte houby a pokapejte je trochou olivového oleje. Dochuťte solí a pepřem a promíchejte. Zakryjte alobalem a pečte je půl hodiny. Odkryjte a pokračujte v pečení dalších 15 minut. Mírně ochlaďte. Jednu polovinu hub rozmixujte v mixéru s jednou plechovkou vývaru. Dát stranou.

b) Ve velkém hrnci na vysoké teplotě rozpusťte kokosový olej. Přidejte cibuli a česnek a restujte, dokud cibule není průhledná. Přidejte mouku a míchejte 2 minuty. Přidejte smetanu, vývar a tymián. Vmícháme zbylé uvařené houby a houbové pyré. Dusíme na mírném ohni do zhoustnutí (cca 10 minut). Dochutíme solí a pepřem.

57. Polévka z černých fazolí

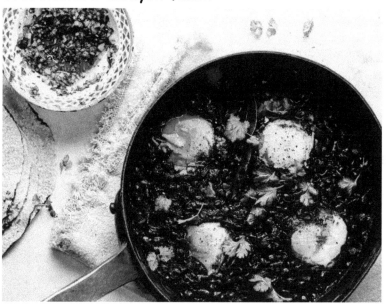

Podává 6-8

Ingredience

- 1/4 šálku kokosového oleje

- 1/4 šálku cibule, nakrájená na kostičky

- 1/4 šálku mrkve, nakrájené na kostičky

- 1/4 šálku zelené papriky, nakrájené na kostičky

- 1 hrnek hovězího vývaru

- 3 libry vařených černých fazolí

- 1 polévková lžíce citronové šťávy

- 2 lžičky Garli c

- 2 lžičky Sůl

- 1/2 lžičky černého pepře, mletého

- 2 lžičky chilli prášku

- 8 uncí. vepřové

- 1 polévková lžíce tapiokové mouky

- 2 polévkové lžíce vody

Pokyny

a) Do hrnce dejte kokosový olej, cibuli, mrkev a papriku. Vařte zeleninu do měkka. Přiveďte vývar k varu.

b) Přidejte vařené fazole, vývar a zbývající ingredience (kromě tapiokové mouky a 2 polévkových lžic vody) k zelenině. Směs přiveďte k varu a vařte asi 15 minut.

c) 1 litr polévky rozmixujte v mixéru a vložte zpět do hrnce. V samostatné misce smíchejte tapiokovou mouku a 2 polévkové lžíce vody.

d) Přidejte směs tapiokové mouky do fazolové polévky a přiveďte k varu po dobu 1 minuty.

58. Bílé Gazpacho

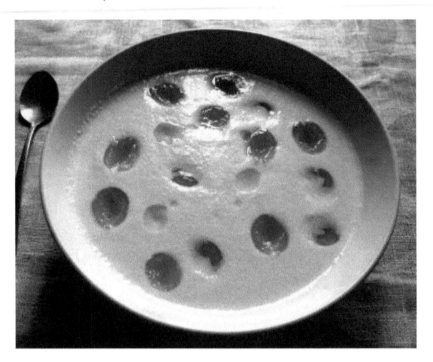

Podává 4-6

Ingredience

- 1 šálek moučky z lněných semínek

- 200 g mandlí, blanšírovaných a oloupaných

- 3 stroužky česneku

- 150 ml extra panenského olivového oleje nebo avokádového oleje

- 5 lžic citronové šťávy

- 2 lžičky soli

- 1 litr vody

- 150 g hroznů, bez pecek

Pokyny

a) Do mixéru dejte lněnou moučku s mandlemi a česnekem. Rozmixujte na hladkou pastu. V případě potřeby přidejte trochu vody. Olej přidávejte pomalým proudem při běžícím motoru. Přidejte také citronovou šťávu a sůl.

b) Nalijte směs do džbánu a přidejte zbývající vodu. Podle chuti přidejte sůl nebo citronovou šťávu. Vychlaďte polévku.

c) Před podáváním promíchejte a ozdobte hrozny.

59. Squashová polévka

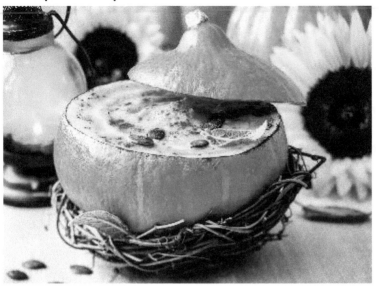

Podává 4-6

Ingredience
- 1 squash
- 1 mrkev, nakrájená
- 1 cibule (nakrájená na kostičky)
- 3/4 – 1 hrnek kokosového mléka
- 1/4 – 1/2 šálku vody
- olivový olej nebo avokádový olej
- Sůl
- Pepř
- Skořice
- Kurkuma

Pokyny

a) Dýni nakrájejte a lžící vydlabejte semínka. Nakrájejte ho na velké kusy a položte na plech. Posypte solí, olivovým olejem a pepřem a pečte při 375 °F do změknutí (cca 1 hodinu). Necháme vychladnout.

b) Mezitím na olivovém oleji orestujte cibuli (dejte do polévkového hrnce). Přidejte mrkev. Po několika minutách přidejte 3/4 šálku kokosového mléka a 1/4 šálku vody a nechte provařit. Vyjměte dýni ze slupky. Přidejte ji do polévkového hrnce. Promíchejte, aby se ingredience spojily a nechte pár minut povařit. V případě potřeby přidejte více mléka nebo vody. Dochutíme solí, pepřem a kořením. Mixujte, dokud nebude hladká a krémová.

c) Posypte ji opraženými dýňovými semínky.

60. Kapustová bílá fazolová vepřová polévka

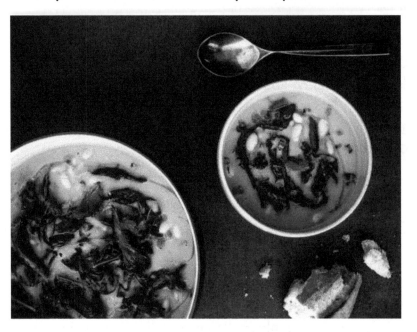

PODÁVÁ 4-6

Ingredience

- 2 polévkové lžíce každého extra panenského olivového oleje

- 3 polévkové lžíce chilli prášek

- 1 polévková lžíce pálivé omáčky jalapeno

- 2 libry vepřové kotlety s kostí

- Sůl

- 4 stonky celeru, nakrájené

- 1 velká bílá cibule, nakrájená

- 3 stroužky česneku, nakrájené

- 2 hrnky kuřecího vývaru

- 2 šálky nakrájených rajčat

- 2 šálky vařených bílých fazolí

- 6 šálků balené Kale

Pokyny

a) Předehřejte brojlera. V misce rozšlehejte horkou omáčku, 1 polévkovou lžíci olivového oleje a chilli. Vepřové kotlety ochutíme 1/2 lžičky soli. Kotlety potřete směsí koření z obou stran a položte je na mřížku nad plechem na pečení. Dát stranou.

b) Zahřejte 1 polévkovou lžíci kokosového oleje ve velkém hrnci na vysokou teplotu. Přidejte celer, česnek, cibuli a zbývající 2 polévkové lžíce chilli. Vařte, dokud cibule nezprůhlední, za stálého míchání (cca 8 minut).

c) Do hrnce přidejte rajčata a kuřecí vývar. Vařte a občas míchejte, dokud se nezredukuje asi o jednu třetinu (cca 7 minut). Přidejte kapustu a fazole. Snižte teplotu na střední, přikryjte a vařte, dokud kapusta nezměkne (cca 7 minut). Pokud směs vypadá suchá, přidejte až 1/2 šálku vody a dochuťte solí.

d) Mezitím opečte vepřové maso, dokud nezhnědne

61. Řecká citronová kuřecí polévka

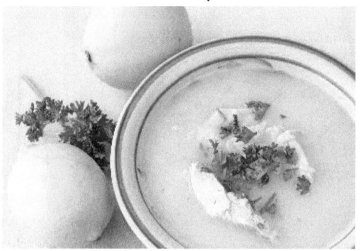

Slouží 4

Ingredience

- 4 šálky kuřecího vývaru
- 1/4 šálku nevařené quinoa
- sůl a pepř
- 3 vejce
- 3 polévkové lžíce citronové šťávy
- Hrst čerstvého kopru (nasekaný)
- nakrájené pečené kuře (volitelné)

Pokyny

a) V hrnci přiveďte vývar k varu. Přidejte quinou a vařte do měkka. Dochuťte solí a pepřem. Snižte teplotu na minimum a nechte vařit. V samostatné misce rozšlehejte citronovou šťávu a vejce do hladka. Přidejte asi 1 šálek horkého vývaru do směsi vejce/citron a promíchejte, aby se vše spojilo.

b) Přidejte směs zpět do hrnce. Míchejte, dokud polévka nezprůhlední a nezhoustne. Přidejte kopr, osolte a opepřete podle chuti a kuřecí maso, pokud máte, a podávejte.

62. Polévka z vajíček

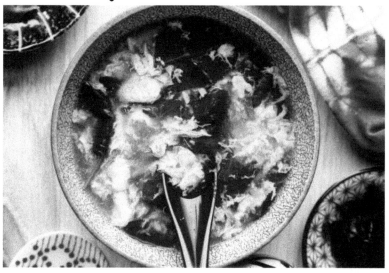

PODÁVÁ 4-6

Ingredience

- 1 1/2 litru kuřecího vývaru

- 2 polévkové lžíce tapiokové mouky rozmíchané ve 1/4 šálku studené vody r

- 2 vejce, lehce rozšlehaná vidličkou

- 2 jarní cibulky, nakrájené, včetně zelených konců

Pokyny

a) Přiveďte vývar k varu. Pomalu vlévejte směs tapiokové mouky za míchání vývaru. Vývar by měl zhoustnout.

b) Snižte teplotu a nechte vařit. Za stálého míchání velmi pomalu vmícháme vejce.

c) Jakmile je uvnitř poslední kapka vejce, vypněte teplo.

d) Podávejte s nakrájenou jarní cibulkou.

63. Krémová rajčatová polévka s bazalkou

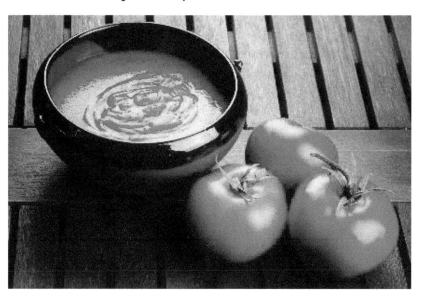

SLOUŽÍ 6

Ingredience

- 4 rajčata – oloupaná, zbavená semínek a nakrájená na kostičky

- 4 šálky rajčatové šťávy

- 14 lístků čerstvé bazalky

- 1 šálek kokosové smetany

- sůl podle chuti

- mletý černý pepř podle chuti

Pokyny

a) Smíchejte rajčata a rajčatovou šťávu ve vývaru. Vařte 30 minut.

b) Směs na pyré s lístky bazalky v procesoru.

c) Dejte zpět do vývaru a přidejte kokosovou smetanu.

d) Podle chuti osolíme a opepříme.

HLAVNÍ JÍDLO

64. Čočkový guláš

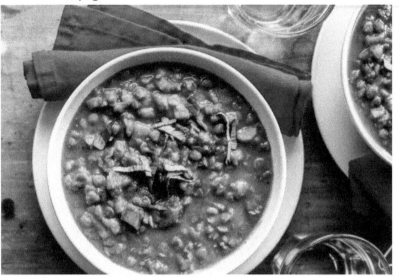

Ingredience

- 1 hrnek suché čočky

- 3 1/2 hrnku kuřecího vývaru

- málo rajčat

- 1 střední nakrájená brambora + 1/2 šálku nakrájené mrkve

- 1/2 šálku nakrájené cibule + 1/2 šálku nakrájeného celeru (volitelně)

- pár snítek petrželky a bazalky + 1 stroužek česneku (mletý)

- 1 libra kostkového libového vepřového nebo hovězího masa + pepř podle chuti

Pokyny

a) K tomuto guláši si můžete dát salát dle vlastního výběru.

65. Dušený zelený hrášek s hovězím masem

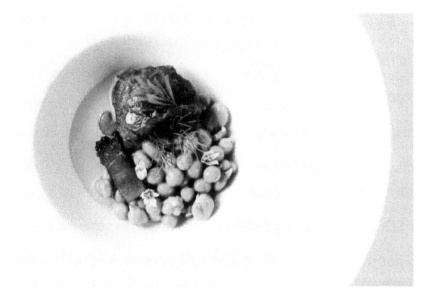

SLOUŽÍ 1

Ingredience

- 1 šálek čerstvého nebo mraženého zeleného hrášku

- 1 cibule, nakrájená nadrobno

- 2 stroužky česneku nakrájené na tenké plátky a 1/2 palce oloupaného/nakrájeného čerstvého zázvoru (pokud chcete)

- 1/2 lžičky vloček červené papriky nebo podle chuti

- 1 rajče, nakrájené nahrubo

- 1 nakrájená mrkev

- 1 polévková lžíce kokosového oleje

- 1/2 hrnku kuřecího vývaru

- 4 unce. kostkové hovězí maso

- Sůl a čerstvě mletý černý pepř

Pokyny

a) Kokosový olej rozehřejte na pánvi na středním plameni.

b) Cibuli, česnek a zázvor orestujte, dokud nejsou měkké. Přidejte červenou papriku, mrkev a rajčata a restujte, dokud rajčata nezačnou měknout. Přidejte zelený hrášek. Přidejte 4 oz. kostky libového hovězího masa.

c) Přidejte do vývaru a vařte na středním plameni. Přikryjeme a vaříme, dokud hrášek nezměkne. Dochutíme solí a pepřem.

66. Bílé kuřecí chilli

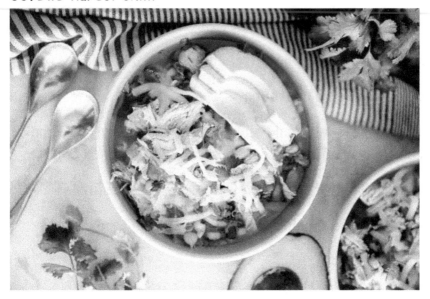

PODÁVÁ: 5

Ingredience

- 4 velká kuřecí prsa bez kostí a kůže

- 2 zelené papriky

- 1 velká žlutá cibule

- 1 jalapeno

- 1/2 šálku nakrájených zelených chilli papriček (volitelně)

- 1/2 šálku jarní cibulky

- 1,5 lžíce kokosového oleje

- 3 šálky vařených bílých fazolí

- 3,5 hrnku kuřecího nebo zeleninového vývaru

- 1 lžička mletého kmínu

- 1/4 lžičky kajenského pepře

- sůl podle chuti

Pokyny

a) Přiveďte k varu hrnec s vodou. Přidejte kuřecí prsa a vařte, dokud nejsou uvařené. Slijte vodu a nechte kuře vychladnout. Po vychladnutí nakrájejte a dejte stranou.

b) Papriky, jalapeno a cibuli nakrájíme na kostičky. V hrnci na vysoké teplotě rozpusťte kokosový olej. Přidejte papriku a cibuli a restujte do měkka, cca. 8-10 minut.

c) Do hrnce přidejte vývar, fazole, kuřecí maso a koření. Promícháme a přivedeme k mírnému varu. Přikryjeme a dusíme 25-30 minut.

d) Vařte ještě 10 minut a občas promíchejte. Odstraňte z tepla. Necháme 10 minut odstát, aby zhoustlo. Navrch dejte koriandr.

67. Vepřová kapusta

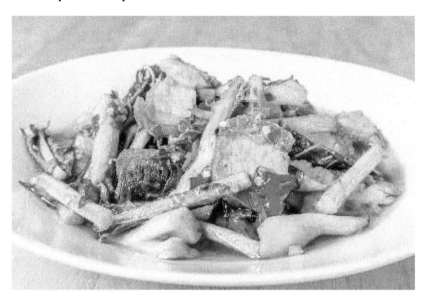

SLOUŽÍ 4

Ingredience

- 1 polévková lžíce kokosového oleje

- 1 libra vepřové panenky, oříznutá a nakrájená na 1-palcové kousky

- 3/4 lžičky soli

- 1 střední cibule, jemně nakrájená

- 4 stroužky česneku, nasekané

- 2 lžičky papriky

- 1/4 lžičky drcené červené papriky (volitelně)

- 1 šálek bílého vína

- 4 švestková rajčata, nakrájená

- 4 šálky kuřecího vývaru

- 1 svazek kapusty, nakrájené

- 2 šálky vařených bílých fazolí

Pokyny

a) V hrnci na středním plameni rozehřejte kokosový olej. Přidejte vepřové maso, ochuťte solí a vařte, dokud není růžové. Přendejte na talíř a nechte šťávu v hrnci.

b) Přidejte cibuli do hrnce a vařte, dokud nebude průhledná. Přidejte papriku, česnek a drcenou červenou papriku a vařte asi 30 sekund. Přidejte rajčata a víno, zvyšte teplotu a míchejte, aby se seškrábly zhnědlé kousky. Přidejte vývar. Přivést k varu.

c) Přidejte kapustu a míchejte, dokud nezvadne. Snižte teplotu a vařte, dokud kapusta nezměkne. Vmíchejte fazole, vepřové maso a vepřové šťávy. Vařte ještě 2 minuty.

68. Squash květák kari

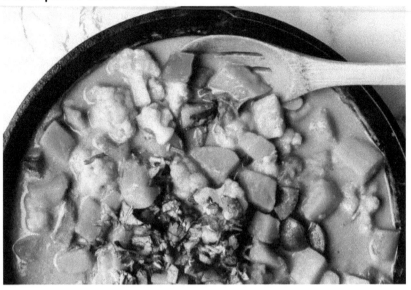

Podává: 6

Ingredience

- 3 šálky oloupané, nakrájené tykve

- 2 hrnky hustého kokosového mléka

- 3 polévkové lžíce kokosového oleje

- 2 polévkové lžíce surového medu

- 2 libry rajčat

- 1 a 1/4 šálku hnědé rýže, nevařené

- 1 šálek nakrájeného květáku

- 1 šálek nakrájené zelené papriky

- Koriandr na polevu

Pokyny

a) Vařte hnědou rýži. Dát stranou.

b) Připravte si kari pastu. Nalijte kokosové mléko do pánve a vmíchejte kari a syrový med do kokosového mléka. Přidejte květák, dýni a zelenou papriku. Přikryjeme a dusíme, dokud dýně nezměkne. Odstraňte z ohně a nechte 10 minut stát. Omáčka zhoustne.

c) Kari podávejte s hnědou rýží. Před podáváním přidejte nasekaný koriandr.

69. Crockpot červené kari jehněčí

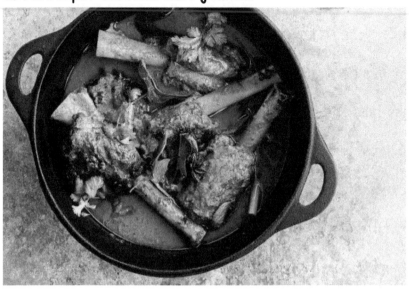

Podává: 16

Ingredience

- 3 libry nakrájeného jehněčího masa

- Kari pasta

- 4 šálky rajčatové pasty

- 1 lžička soli plus více podle chuti

- 1/2 šálku kokosového mléka nebo smetany

Pokyny

a) Připravte si kari pastu. Přidejte jehněčí maso a kari pastu do hrnce. Nalijte jeden šálek rajčatového protlaku na jehněčí maso. Přidejte 2 šálky vody do hrnce. Míchejte, přikryjte a vařte 2 hodiny na vysokou teplotu nebo 4-5 hodin na nízkou teplotu. Ochutnejte a dochuťte solí.

b) Před podáváním vmíchejte kokosové mléko a posypte koriandrem. Podávejte s hnědou rýží nebo chlebem naan.

70. Snadný Lentil Dhal

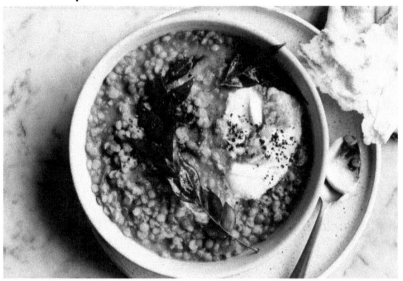

PODÁVÁ: 6

Ingredience

- 2 1/2 šálků čočky

- 5-6 šálků vody

- Kari pasta

- 1/2 šálku kokosového mléka

- 1/3 šálku vody

- 1/2 lžičky soli + 1/4 lžičky černého pepře

- limetkový džus

- Koriandr a jarní cibulka na ozdobu

Pokyny

a) Ve velkém hrnci přiveďte vodu k varu. Přidejte čočku a za častého míchání vařte odkryté 10 minut.

b) Odstraňte z tepla. Vmíchejte zbývající ingredience .

c) Dochuťte solí a bylinkami na ozdobu.

71. Gumbo

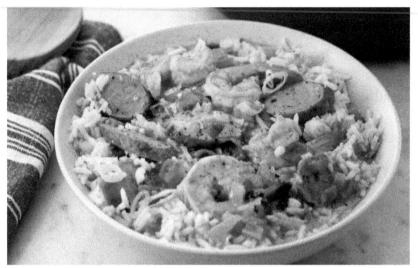

Ingredience

- 1 libra středních loupaných krevet
- 1/2 libry kuřecích prsou bez kůže a kostí
- 1/2 šálku kokosového oleje
- 3/4 šálku mandlové mouky
- 2 šálky nakrájené cibule
- 1 šálek nakrájeného celeru
- 1 šálek nasekané zelené papriky
- 1 lžička mletého kmínu
- 1 polévková lžíce mletého čerstvého česneku
- 1 lžička nasekaného čerstvého tymiánu
- 1/2 lžičky červené papriky
- 6 šálků kuřecího vývaru
- 2 šálky nakrájených rajčat
- 3 šálky nakrájené okry
- 1/2 šálku nasekané čerstvé petrželky
- 2 bobkové listy
- 1 lžička horké omáčky

Pokyny

a) Kuře orestujte ve velkém hrnci na vysoké teplotě dohněda. Vyjměte a dejte stranou. Nakrájejte cibuli, celer a zelenou papriku a dejte stranou.

b) Do hrnce dejte olej a mouku. Dobře promíchejte a osmahněte, aby vznikla jíška. Když je jíška hotová, přidejte nakrájenou zeleninu. Smažte na mírném ohni 10 minut.

c) Za stálého míchání pomalu přiléváme kuřecí vývar.

d) Přidejte kuře a všechny ostatní ingredience kromě okry, krevet a petrželky, které si necháme na konec.

e) Přikryjeme a dusíme na mírném plameni půl hodiny. Odstraňte poklici a za občasného míchání vařte ještě půl hodiny.

f) Přidejte krevety, okra a petržel. Pokračujte ve vaření na mírném ohni odkryté po dobu 15 minut.

72. Cizrnové kari

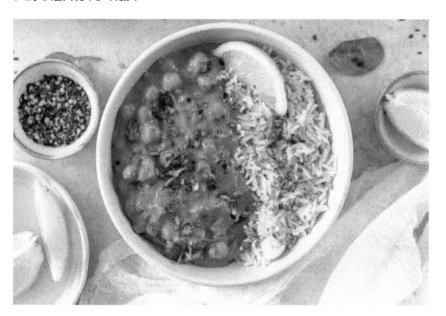

SLOUŽÍ 4

Ingredience

- Kari pasta

- 4 šálky uvařené cizrny

- 1 šálek nasekaného koriandru

Pokyny

a) Připravte si kari pastu. Vmícháme cizrnu a její tekutinu.
b) Pokračujte ve vaření. Míchejte, dokud se všechny ingredience nespojí.
c) Odstraňte z tepla. Těsně před podáváním vmíchejte koriandr, 1 polévkovou lžíci si nechte na ozdobu.

73. Kuře na červeném kari

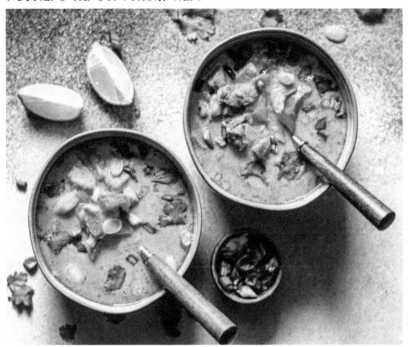

PODÁVÁ: 6

Ingredience

- 2 šálky nakrájeného kuřecího masa

- Kari pasta

- 2 šálky rajčatové pasty

- 1/4 šálku kokosového mléka nebo smetany

- Koriandr na ozdobu

- Hnědá rýže k podávání

Pokyny

a) Připravte si kari pastu. Přidejte rajčatovou pastu; promícháme a dusíme do hladka. Přidejte kuře a smetanu.

b) Míchejte, aby se spojily a vařte 15-20 minut.

c) Podávejte s hnědou rýží a koriandrem.

74. Dušené zelené fazolky s vepřovým masem

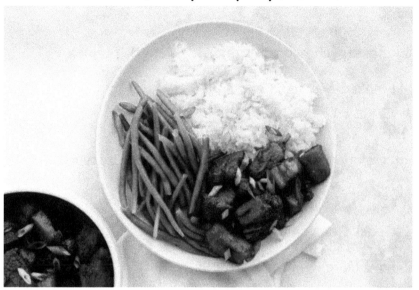

Slouží 1

Ingredience

- 1 hrnek čerstvých nebo mražených zelených fazolek

- 1 cibule, nakrájená nadrobno

- 2 stroužky česneku, nakrájené na tenké plátky

- 1/2 palce oloupaného/nakrájeného čerstvého zázvoru

- 1/2 lžičky vloček červené papriky nebo podle chuti

- 1 rajče, nakrájené nahrubo

- 1 polévková lžíce kokosového oleje

- 1/2 hrnku kuřecího vývaru

- Sůl a mletý černý pepř

- 1/4 citronu, nakrájené na měsíčky, k podávání

- 5 uncí libové vepřové maso

Pokyny

a) Každé fazole rozkrojte napůl. Kokosový olej rozehřejte na pánvi na středním plameni. Na středním plameni orestujte cibuli, česnek a zázvor, dokud nezměknou.

b) Přidejte červenou papriku a rajčata a restujte, dokud se rajčata nezačnou rozpadat. Vmícháme zelené fazolky. Přidejte 5 oz. kostkové libové vepřové maso.

c) Přilijeme vývar a na středním plameni přivedeme k varu. Přikryjte a vařte, dokud fazole nezměknou.

d) Dochutíme solí a pepřem. Podávejte s plátkem citronu na boku.

75. Ratatouille

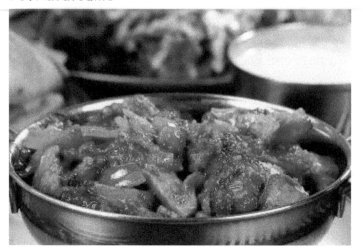

Podává 4-6

Ingredience

- 2 velké lilky

- 3 střední cukety

- 2 střední cibule

- 2 červené nebo zelené papriky

- 4 velká rajčata

- 2 stroužky česneku, rozdrcené

- 4 polévkové lžíce kokosového oleje

- 1 polévková lžíce čerstvé bazalky

- Sůl a čerstvě mletý černý pepř

Pokyny

a) Nakrájejte lilek a cuketu na 1 palcové plátky. Poté každý plátek rozřízněte na polovinu. Osolte je a nechte je hodinu. Sůl vytáhne hořkost.

b) Nakrájejte papriky a cibuli. Rajčata oloupeme tak, že je několik minut povaříme. Poté je rozčtvrťte, vyjměte semínka a dužinu nakrájejte. Na kokosovém oleji v hrnci opékejte česnek a cibuli 10 minut. Přidejte papriky. Osušte lilek a cuketu a přidejte je do hrnce. Přidejte bazalku, sůl a pepř. Promícháme a půl hodiny dusíme.

c) Přidejte dužinu rajčat, zkontrolujte koření a vařte dalších 15 minut se sklopenou poklicí.

76. Grilované hovězí maso

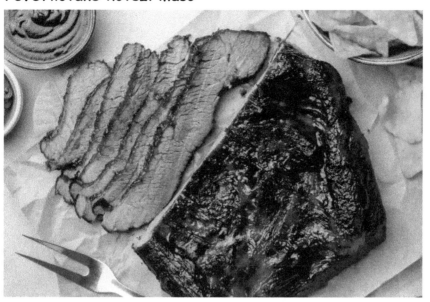

Slouží 8

Ingredience

- 1-1/2 šálku rajčatové pasty

- 1/4 šálku citronové šťávy

- 2 polévkové lžíce Hořčice

- 1/2 lžičky soli

- 1 nakrájená mrkev

- 1/4 lžičky mletého černého pepře

- 1/2 lžičky mletého česneku

- 4 libry vykostěné sklíčidlo pečeně

Pokyny

a) Ve velké misce smíchejte rajčatový protlak, citronovou šťávu a hořčici. Vmícháme sůl, pepř a česnek.

b) Vložte pečeně a mrkev do pomalého hrnce. Nalijte rajčatovou směs na pečeně. Přikryjte a vařte při nízké teplotě 7 až 9 hodin.

c) Vyjměte pečeně z pomalého hrnce, natrhejte vidličkou a vraťte do pomalého hrnce. Maso promícháme, aby se rovnoměrně obalilo omáčkou. Pokračujte ve vaření asi 1 hodinu.

77. Hovězí svíčková se šalotkou

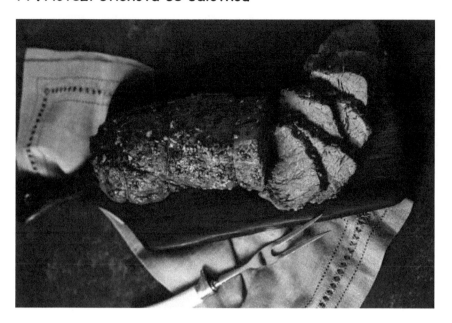

Ingredience

- 3/4 libry šalotky, rozpůlené podélně
- 1-1/2 polévkové lžíce olivového oleje nebo avokádového oleje
- sůl a pepř na dochucení
- 3 šálky hovězího vývaru
- 3/4 šálku červeného vína
- 1-1/2 lžičky rajčatové pasty
- 2 libry pečeně z hovězí svíčkové, ořezané
- 1 lžička sušeného tymiánu
- 3 polévkové lžíce kokosového oleje
- 1 polévková lžíce mandlové mouky

Pokyny

a) Zahřejte troubu na 375 stupňů F. Promíchejte šalotky s olivovým olejem, aby se obalily v pekáči a dochuťte solí a pepřem. Za občasného míchání opékejte, dokud šalotka nezměkne, asi půl hodiny.

b) V hrnci smíchejte víno a hovězí vývar a přiveďte k varu. Vařte na vysokém ohni. Objem by měl být snížen na polovinu. Přidejte do rajčatové pasty. Dát stranou.

c) Hovězí maso osušíme a posypeme solí, tymiánem a pepřem. Přidejte hovězí maso na pánev namazanou kokosovým olejem. Na vysoké teplotě opečte ze všech stran.

d) Vložte pánev zpět do trouby. Hovězí pečeně asi půl hodiny pro medium rare. Přeneste hovězí maso na talíř. Volně přikryjte fólií.

e) Umístěte pánev na sporák a přidejte směs vývaru. Přiveďte k varu a míchejte, aby se seškrábly všechny zhnědlé kousky. Přendejte do jiného hrnce a přiveďte k varu. Smíchejte 1 1/2 lžíce kokosového oleje a mouky v malé misce a promíchejte. Vmícháme do vývaru a dusíme, dokud omáčka nezhoustne. Vmícháme opečenou šalotku. Dochuťte solí a pepřem.

f) Hovězí maso nakrájejte na plátky o tloušťce 1/2 palce. Nalijte trochu omáčky.

78. Chilli

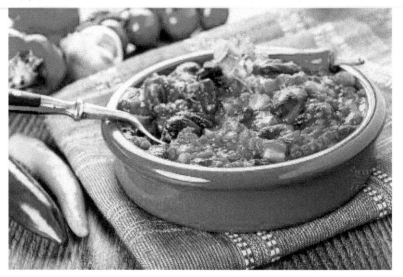

Ingredience

- 2 polévkové lžíce kokosového oleje

- 2 cibule, nakrájené

- 3 stroužky česneku, nasekané

- 1 libra mletého hovězího masa

- 3/4 libry hovězí svíčkové, kostky

- 2 šálky nakrájených rajčat

- 1 šálek silné uvařené kávy

- 1 šálek rajčatové pasty

- 2 šálky hovězího vývaru

- 1 polévková lžíce semínek kmínu

- 1 polévková lžíce neslazeného kakaového prášku

- 1 lžička sušeného oregana

- 1 lžička mletého kajenského pepře

- 1 lžička mletého koriandru

- 1 lžička soli

- 6 šálků vařených fazolí

- 4 čerstvé pálivé chilli papričky, nakrájené

Pokyny

a) V hrnci na středním plameni rozehřejte olej. Na oleji vařte česnek, cibuli, svíčkovou a mleté hovězí, dokud maso nezhnědne a cibule zesklovatí.

b) Smíchejte na kostičky nakrájená rajčata, kávu, rajčatový protlak a hovězí vývar. Ochutíme oreganem, kmínem, kakaem, kajenským pepřem, koriandrem a solí. Vmíchejte pálivé chilli papričky a 3 šálky fazolí. Snižte teplotu na minimum a vařte dvě hodiny.

c) Vmíchejte zbývající 3 šálky fazolí. Vařte dalších 30 minut.

79. Glazovaná sekaná

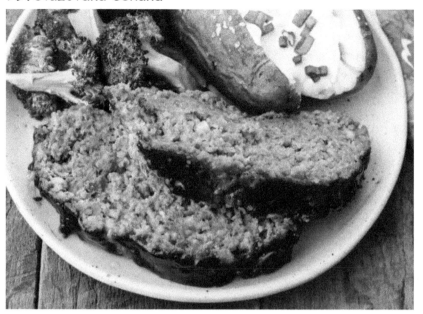

Slouží 4

Ingredience

- 1/2 šálku rajčatové pasty

- 1/4 šálku citronové šťávy, rozdělené

- 1 lžička hořčičného prášku

- 2 libry mletého hovězího masa

- 1 šálek moučky z lněných semínek

- 1/4 šálku nakrájené cibule

- 1 vejce, rozšlehané

Pokyny

a) Zahřejte troubu na 350 stupňů F. V malé misce smíchejte hořčici, rajčatový protlak, 1 polévkovou lžíci citronové šťávy.

b) V samostatné větší misce smíchejte cibuli, mleté hovězí maso, len, vejce a zbývající citronovou šťávu.

c) A přidejte 1/3 směsi rajčatové pasty z menší misky. Vše dobře promícháme a dáme do pekáče.

d) Pečte při 350 stupních F po dobu jedné hodiny. Slijte přebytečný tuk a potřete zbývající směsí rajčatové pasty. Pečte ještě 10 minut.

80. Lasagne z lilku

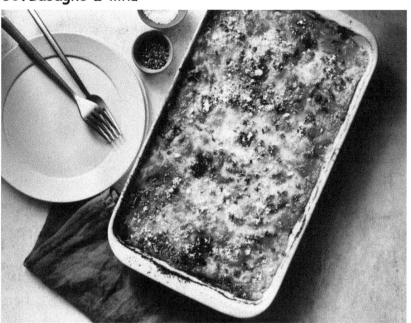

Podává 4-6

Ingredience

- 2 velké lilky, oloupané a nakrájené podélně na proužky

- kokosový olej

- sůl a pepř

Masová omáčka

- 2 šálky nízkotučného farmářského sýra

- 2 vejce

- 3 zelené cibule, nakrájené

- 1 šálek strouhaného nízkotučného sýra mozzarella

Pokyny

a) Zahřejte troubu na 425 stupňů.

b) Plech na sušenky potřete olejem a naaranžujte plátek lilku. Posypte solí a pepřem. Plátky pečeme 5 minut z každé strany. Snižte teplotu trouby na 375.

c) Na kokosovém oleji osmahněte cibuli, maso a česnek po dobu 5 minut. Přidejte houby a červenou papriku a vařte 5 minut. Přidejte rajčata, špenát a koření a vařte 5–10 minut.

d) Smíchejte farmářský sýr, vejce a cibulovou směs. Na dno skleněné pánve rozetřete jednu třetinu masové omáčky. Navrstvěte polovinu plátků lilku a polovinu farmářského sýra.

Opakovat. Přidejte poslední vrstvu omáčky a navrch mozzarellu.

e) Zakryjte fólií. Pečte při 375 stupních jednu hodinu. Odstraňte alobal a pečte, dokud sýr nezhnědne. Před podáváním nechte 10 minut odpočinout.

81. Plněný lilek

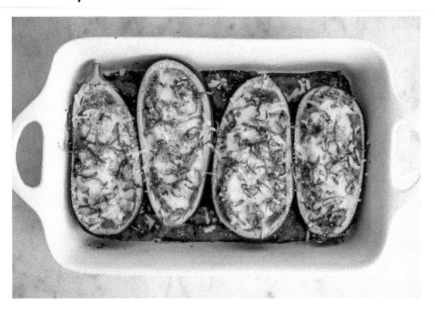

Pokyny

a) Opláchněte lilky. Odřízněte plátek z jednoho konce. Udělejte široký zářez a osolte je. Rajčata zbavená semínek. Nakrájejte je najemno.

b) Cibuli nakrájíme na tenké plátky. Nakrájejte stroužky česneku. Vložte je do pánve s kokosovým olejem.

c) Přidejte rajčata, sůl, petržel, kmín, pepř, feferonky a mleté hovězí maso. Smažte 10 minut.

d) Lilky vymačkáme, aby hořká šťáva vytekla. Naplňte širokou štěrbinu směsí mletého hovězího masa. Nalijte zbývající směs. Mezitím zahřejte troubu na 375 F.

e) Umístěte lilky do pekáčku. Pokapejte je olivovým olejem, citronovou šťávou a 1 šálkem vody.

f) Zakryjte pánev alobalem.

82. Plněné červené papriky s hovězím masem

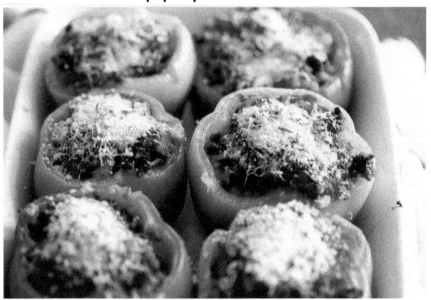

Ingredience

- 6 červených paprik
- sůl podle chuti
- 1 libra mletého hovězího masa
- 1/3 šálku nakrájené cibule
- sůl a pepř na dochucení
- 2 šálky nakrájených rajčat
- 1/2 šálku nevařené hnědé rýže nebo
- 1/2 šálku vody
- 2 šálky rajčatové polévky
- voda podle potřeby

Pokyny

a) Papriky vaříme 5 minut ve vroucí vodě a scedíme.

b) Do každé papriky nasypte sůl a dejte stranou.
   Na pánvi orestujte cibuli a hovězí maso, dokud hovězí maso
   nezhnědne. Vypusťte přebytečný tuk. Dochuťte solí a
   pepřem. Vmíchejte rýži, rajčata a 1/2 hrnku vody.
   Přikryjeme a dusíme, dokud rýže nezměkne. Odstraňte z
   tepla. Vmícháme sýr.

c) Zahřejte troubu na 350 stupňů F. Naplňte každou papriku směsí rýže a hovězího masa. Papriky vložíme do zapékací mísy otevřenou stranou nahoru. V samostatné misce smíchejte rajčatovou polévku s takovým množstvím vody, aby polévka měla šťávovou konzistenci.

d) Nalijte na papriky.

e) Pečeme přikryté 25 až 35 minut.

83. Super Guláš

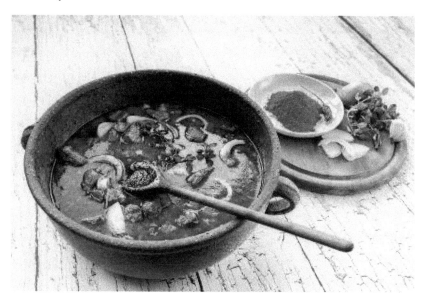

PODÁVÁ 4-6

Ingredience

- 3 šálky květáku

- 1 libra mletého hovězího masa

- 1 střední cibule, nakrájená

- sůl podle chuti

- mletý černý pepř podle chuti

- česnek podle chuti

- 2 šálky vařených fazolí

- 1 šálek rajčatové pasty

Pokyny

a) Na pánvi na středním plameni osmahněte mleté hovězí maso a cibuli. Vypusťte tuk. Přidejte česnek, sůl a pepř podle chuti.

b) Vmíchejte květák, fazole a rajčatový protlak. Vařte, dokud není květák hotový.

84. Frijoles Charros

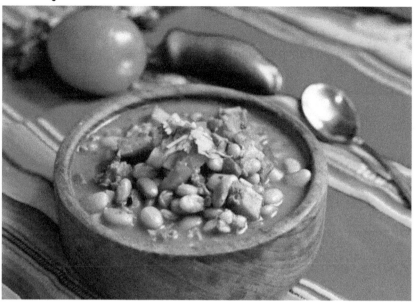

Podává 4-6

Ingredience

- 1 libra suchých fazolí pinto

- 5 stroužků česneku, nasekaných

- 1 lžička soli

- 1/2 libry vepřového masa, nakrájeného na kostičky

- 1 cibule, nakrájená a 2 čerstvá rajčata, nakrájená na kostičky

- pár nakrájených nakrájených papriček jalapenos

- 1/3 šálku nasekaného koriandru

Pokyny

a) Vložte pinto fazole do pomalého hrnce. Podlijte vodou. Vmícháme česnek a sůl. Přikryjte a vařte 1 hodinu na High.

b) Vepřové maso opečte na pánvi na vysoké teplotě do hněda. Vypusťte tuk. Vložte cibuli do pánve. Vařte do měkka. Smíchejte jalapenos a rajčata. Vařte, dokud se nezahřeje. Přendejte do pomalého hrnce a vmíchejte do fazolí. Pokračujte ve vaření po dobu 4 hodin na nízké úrovni. Asi půl hodiny před koncem vaření vmíchejte koriandr.

85. Kuře Cacciatore

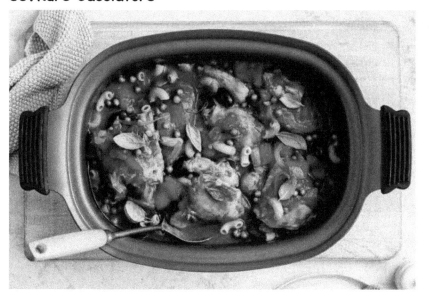

Slouží 8

Ingredience

- 4 libry kuřecích stehen s kůží

- 2 polévkové lžíce extra panenského olivového oleje nebo avokádový olej

- Sůl

- 1 nakrájená cibule

- 1/3 šálku červeného vína

- 1 nakrájená červená nebo zelená paprika

- 8 uncí nakrájených cremini hub

- 2 nakrájené stroužky česneku

- 3 šálky oloupaných a nakrájených rajčat

- 1/2 lžičky mletého černého pepře

- 1 lžička suchého oregana

- 1 lžička suchého tymiánu

- 1 snítka čerstvého rozmarýnu

- 1 polévková lžíce čerstvé petrželky

Pokyny

a) Kuře ze všech stran potřeme solí. Olivový olej rozehřejte na pánvi na středním stupni. Na pánvi opékejte několik kousků kuřete kůží dolů (nepřeplňujte) po dobu 5 minut, poté otočte. Dát stranou. Ujistěte se, že vám zbyly 2 polévkové lžíce taveného tuku.

b) Do pánve přidejte cibuli, houby a papriku. Zvyšte teplotu na středně vysokou. Vařte, dokud cibule nezměkne, za stálého míchání asi 10 minut. Přidejte česnek a ještě minutu restujte.

c) Přidejte víno. Oškrábejte všechny zhnědlé kousky a vařte, dokud se víno nezredukuje na polovinu. Přidejte rajčata, pepř, oregano, tymián a lžičky soli. Odkryté dusíme ještě asi 5 minut. Kuřecí kousky položte na rajčata kůží nahoru. Snižte teplotu. Zakryjte pánev s mírně pootevřeným víkem.

d) Kuře vařte na mírném ohni. Čas od času otočte a podsypte. Přidejte rozmarýn a vařte, dokud maso nezměkne, asi 30 až 40 minut. Ozdobte petrželkou.

86. Zelí dušené s masem

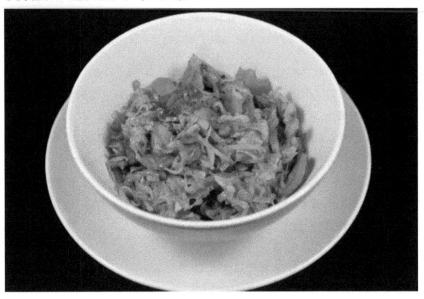

Slouží 8

Ingredience

- 1-1/2 libry mletého hovězího masa
- 1 šálek hovězího vývaru
- 1 nakrájená cibule
- 1 bobkový list
- 1/4 lžičky pepře
- 2 nakrájená celerová žebra
- 4 šálky nakrájeného zelí
- 1 mrkev, nakrájená
- 1 šálek rajčatové pasty
- 1/4 lžičky soli

Pokyny

a) Hnědé mleté maso v hrnci. Přidejte hovězí vývar, cibuli, pepř a bobkový list. Přikryjeme a dusíme do měkka (asi 30 minut). Přidejte celer, zelí a mrkev.

b) Přikryjeme a dusíme, dokud zelenina nezměkne. Vmícháme rajčatovou pastu a směs koření. Odkryté dusíme 20 minut.

87. Hovězí guláš s hráškem a mrkví

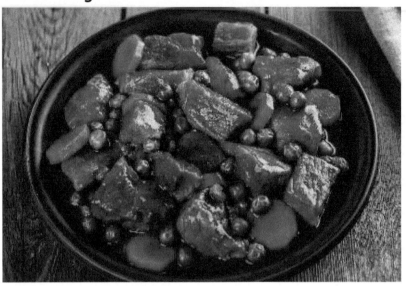

Slouží 8
Ingredience

- 1-1/2 šálku nakrájené mrkve·

- 1 šálek nakrájené cibule

- 2 polévkové lžíce kokosového oleje

- 1-1/2 šálku zeleného hrášku

- 4 šálky hovězího vývaru

- 1/2 lžičky Sal t

- 1/4 lžičky mletého černého pepře

- 1/2 lžičky mletého česneku

- 4 libry vykostěné sklíčidlo pečeně

Pokyny

a) Cibuli smažte na kokosovém oleji na středním stupni, dokud nezměkne (několik minut). Přidejte všechny ostatní ingredience a promíchejte.

b) Přikryjte a vařte na mírném ohni 2 hodiny. Mandlovou mouku smícháme s trochou studené vody, přidáme do dušeného masa a ještě minutu povaříme.

88. Zelené kuřecí guláš

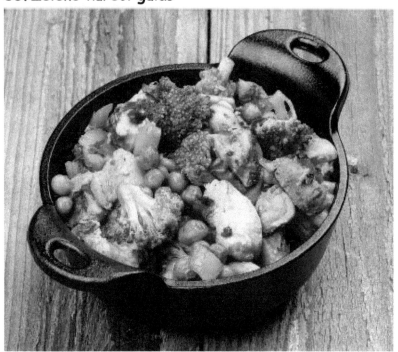

Podává 6-8

Ingredience

- 1-1/2 šálku růžičky brokolice

- 1 šálek nakrájených řapíků celeru

- 1 hrnek nakrájeného pórku

- 2 polévkové lžíce kokosového oleje

- 1-1/2 šálku zeleného hrášku

- 2 šálky kuřecího vývaru

- 1/2 lžičky Sůl

- 1/4 lžičky mletého černého pepře

- 1/2 lžičky mletého česneku

- 4 libry vykostěné kuřecí kousky bez kůže

Pokyny

a) Pórek vařte na kokosovém oleji na středním stupni, dokud nezměkne (několik minut). Přidejte všechny ostatní ingredience a promíchejte.

b) Přikryjte a vařte na mírném ohni 1 hodinu. Mandlovou mouku smícháme s trochou studené vody, přidáme do dušeného masa a ještě minutu povaříme.

89. Irský guláš

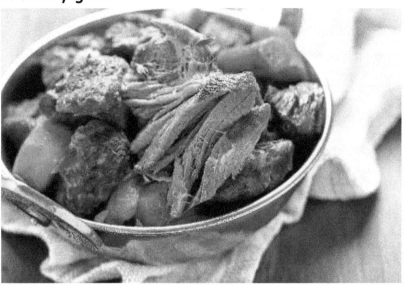

Slouží 8
Ingredience

- 2 nakrájené cibule
- 2 polévkové lžíce kokosového oleje
- 1 snítka sušeného tymiánu
- 2 1/2 libry nakrájeného masa z jehněčího krku
- 6 nakrájených mrkví
- 2 polévkové lžíce hnědé rýže
- 5 šálků kuřecího vývaru
- Sůl
- Mletý černý pepř
- 1 bouquet garni (tymián, petržel a bobkový list)
- 2 nakrájené sladké brambory
- 1 svazek nasekané petrželky
- 1 svazek pažitky

Pokyny

a) Cibuli smažte na kokosovém oleji na středním stupni, dokud nezměkne. Přidejte sušený tymián a jehněčí maso a promíchejte. Přidejte hnědou rýži, mrkev a kuřecí vývar. Přidejte sůl, pepř a bouquet garni . Přikryjte a vařte na mírném ohni 2 hodiny. Na guláš položte batáty a vařte 30 minut, dokud se maso nerozpadne.

b) Ozdobte petrželkou a pažitkou.

90. Maďarský hráškový guláš

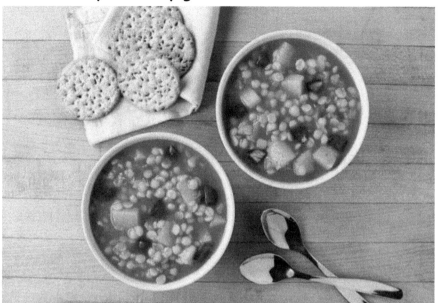

Slouží 8
Ingredience

- 6 šálků zeleného hrášku
- 1 libra kostky vepřového masa
- 2 polévkové lžíce olivového oleje nebo avokádový olej
- 3 1/2 polévkové lžíce mandlové mouky
- 2 lžíce nasekané petrželky
- 1 šálek vody
- 1/2 lžičky soli
- 1 šálek kokosového mléka
- 1 lžička kokosového cukru

Pokyny

a) Vepřové maso a zelený hrášek dusíme na olivovém oleji na středním plameni téměř do měkka (cca 10 minut)

b) Přidejte sůl, nasekanou petrželku, kokosový cukr a mandlovou mouku a ještě minutu povařte.

c) Přidejte vodu, poté mléko a promíchejte.

d) Vařte další 4 minuty na mírném ohni za občasného míchání.

91. Kuřecí Tikka Masala

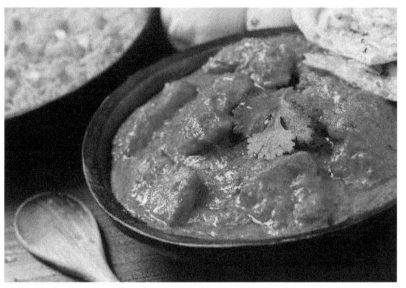

Ingredience

- 5 liber kuřecích kousků, bez kůže, s kostí
- 3 polévkové lžíce pražené papriky
- 2 polévkové lžíce praženého mletého koriandru
- 12 nasekaných stroužků česneku
- 3 polévkové lžíce nasekaného čerstvého zázvoru
- 2 šálky jogurtu
- 3/4 šálku citronové šťávy (4 až 6 citronů)
- 1 lžička mořské soli
- 4 polévkové lžíce kokosového oleje
- 1 nakrájená cibule
- 4 šálky nakrájených rajčat
- 1/2 šálku nasekaného koriandru
- 1 šálek kokosové smetany

Pokyny

a) Kuře nařízněte nožem hluboko v 1-palcových intervalech. Vložte kuře do velké zapékací mísy.

b) V misce smíchejte koriandr, kmín, papriku, kurkumu a kajenský pepř a promíchejte. 3 polévkové lžíce této směsi koření si dejte stranou. Smíchejte zbývajících 6 polévkových lžic směsi koření s 8 stroužky česneku

česneku , jogurtem, 2 polévkovými lžícemi zázvoru, 1/4 šálku soli a 1/2 šálku citronové šťávy ve velké misce a promíchejte. Kuřecí kousky přelijte marinádou .

c) Zahřejte kokosový olej ve velkém hrnci na středně vysokou teplotu a přidejte zbývající česnek a zázvor. Přidejte cibuli. Vařte asi 10 minut, občas promíchejte. Přidejte odloženou směs koření a vařte do voňavé, asi půl minuty. Seškrábněte všechny zhnědlé kousky ze dna pánve a přidejte rajčata a polovinu koriandru. Vařte 15 minut. Necháme mírně vychladnout a rozmixujeme.

d) Vmíchejte kokosovou smetanu a zbývající čtvrt šálku citronové šťávy. Podle chuti osolte a odstavte, dokud nebude kuře uvařené.

e) Kuře vařte na grilu nebo pod brojlerem.

f) Kuře vyjměte z kostí a nakrájejte na hrubé kousky velikosti sousta. Přidejte kuřecí kousky do hrnce s omáčkou. Na středním plameni přiveďte k varu a vařte asi 10 minut.

92. Řecký hovězí guláš (Stifado)

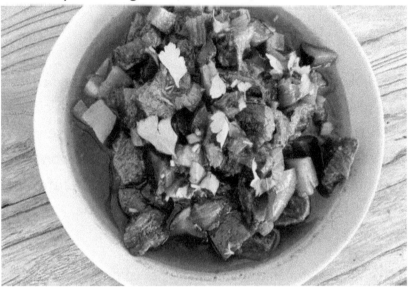

Slouží 8

Ingredience

- 4 velké kusy telecího nebo hovězího osso bucco
- 20 celých šalotek, oloupaných
- 3 bobkové listy
- 8 stroužků česneku
- 3 snítky rozmarýnu
- 6 celých koření
- 5 celých hřebíčků
- 1/2 lžičky mletého muškátového oříšku

- 1/2 šálku olivového oleje nebo avokádový olej
- 1/3 šálku jablečného octa
- 1 polévková lžíce soli
- 2 šálky rajčatové pasty
- 1/4 lžičky černého pepře

Pokyny

a) Smíchejte ocet a rajčatový protlak a dejte stranou. Do hrnce dejte maso, šalotku, česnek a všechno koření.

b) Přidejte rajčatový protlak, olej a ocet. Hrnec přikryjeme, přivedeme k varu a na mírném plameni 2 hodiny dusíme. Neotevírejte a nemíchejte, jen hrncem občas zatřeste.

c) Podávejte s hnědou rýží nebo třeba quinoou.

93. Dušené maso s červenými fazolemi

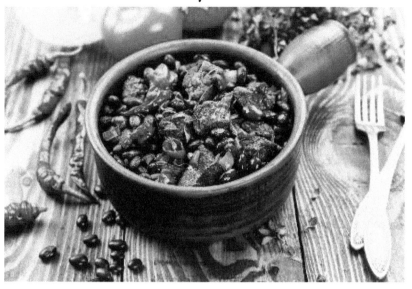

Slouží 8

Ingredience

- 3 polévkové lžíce olivového oleje nebo avokádový olej
- 1/2 nakrájené cibule
- 1 lb. libové kostky dušené hovězí maso
- 2 lžičky mletého kmínu
- 2 lžičky mleté kurkumy (volitelně)
- 1/2 lžičky mleté skořice (volitelně)
- 2 1/2 šálku vody
- 5 lžic nasekané čerstvé petrželky
- 3 polévkové lžíce nasekané pažitky
- 2 šálky vařených fazolí
- 1 citron, šťáva z
- 1 polévková lžíce mandlové mouky
- sůl a černý pepř

Pokyny

a) Na pánvi na dvou lžících oleje orestujte cibuli do měkka.

b) Přidejte hovězí maso a vařte, dokud maso ze všech stran nezhnědne. Vmíchejte kurkumu, skořici (obojí volitelné) a kmín a vařte jednu minutu. Přidejte vodu a přiveďte k varu.

c) Přikryjte a vařte na mírném ohni 45 minut. Občas promíchejte. Petrželku a pažitku restujte na zbylé 1 lžíci olivového oleje asi 2 minuty a tuto směs přidejte k hovězímu masu. Přidejte fazole a citronovou šťávu a dochuťte solí a pepřem.

d) Vmícháme jednu polévkovou lžíci mandlové mouky smíchané s trochou vody, aby guláš zahustil. Odkryté dusíme půl hodiny, dokud maso nezměkne. Podávejte s hnědou rýží.

94. Jehněčí a sladký bramborový guláš

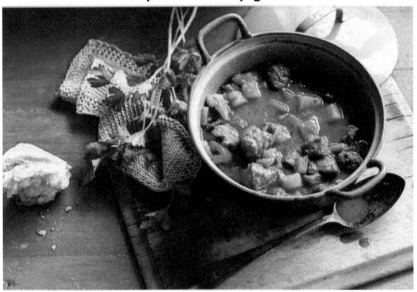

Slouží 8

Ingredience

- 1-1/2 šálku rajčatové pasty
- 1/4 šálku citronové šťávy
- 2 polévkové lžíce Hořčice
- 1/2 lžičky Sůl
- 1/4 lžičky mletého černého pepře
- 1/4 šálku hrubého mandlového másla
- 2 nakrájené sladké brambory
- 1/2 lžičky mletého česneku
- 4 libry vykostěné sklíčidlo pečeně

Pokyny

a) Ve velké míse smíchejte rajčatový protlak, citronovou šťávu, mandlové máslo a hořčici. Vmícháme sůl, pepř, česnek a na kostičky nakrájený sladký brambor.
Vložte pečínku do pomalého hrnce. Nalijte rajčatovou směs na pečeně.

b) Přikryjte a vařte při nízké teplotě 7 až 9 hodin.

c) Vyjměte pečeně z pomalého hrnce, natrhejte vidličkou a vraťte do pomalého hrnce. Maso promícháme, aby se rovnoměrně obalilo omáčkou. Pokračujte ve vaření asi 1 hodinu.

95. Pečená kuřecí prsa

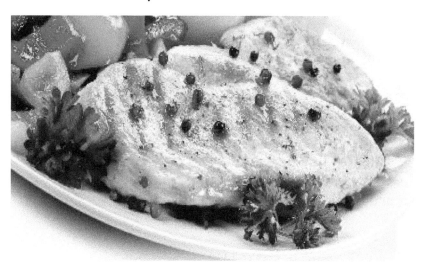

PODÁVÁ 10

Ingredience

- 10 vykostěných kuřecích prsou bez kůže

- 3/4 šálku nízkotučného jogurtu

- 1/2 šálku nasekané bazalky

- 2 lžičky šípkové mouky

- 1 hrnek hrubě mletých ovesných vloček

Pokyny

a) Kuře naaranžujeme do zapékací mísy. Smíchejte bazalku, jogurt a marantovou mouku; dobře promíchejte a natřete na kuře.

b) Smíchejte ovesné vločky se solí a pepřem podle chuti a posypte kuře.

c) Pečte kuře při 375 stupních v troubě po dobu půl hodiny. Vyrobí 10 porcí.

96. Pečené kuře s rozmarýnem

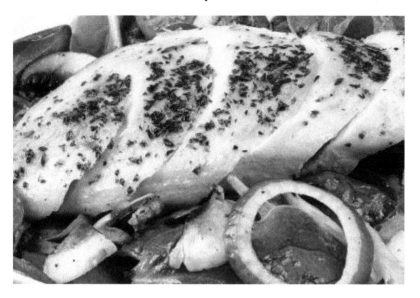

PODÁVÁ 6-8

Ingredience

- 1 (3 libry) celé kuře, opláchnuté, zbavené kůže

- sůl a pepř na dochucení

- 1 cibule, nakrájená na čtvrtky

- 1/4 šálku nasekaného rozmarýnu

Pokyny

a) Zahřejte troubu na 350 F. Maso posypte solí a pepřem. Plníme cibulí a rozmarýnem.

b) Vložíme do zapékací mísy a pečeme v předehřáté troubě, dokud není kuře propečené.

c) V závislosti na velikosti ptáka se bude doba vaření lišit.

97. Carne Asada

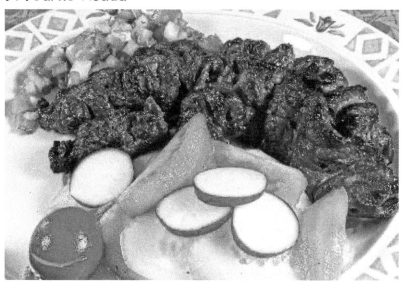

Pokyny

a) Smíchejte česnek, jalapeno, koriandr, sůl a pepř a vytvořte pastu. Vložte pastu do nádoby. Přidejte olej, limetkovou šťávu a pomerančovou šťávu. Zatřesením se spojí. Používejte jako marinádu na hovězí maso nebo jako stolní koření.

b) Flank steak vložíme do pekáče a zalijeme marinádou. Uchovávejte v chladničce až 8 hodin. Steak vyjmeme z marinády a z obou stran osolíme a opepříme.

c) Steak grilujte (nebo opékejte) po dobu 7 až 10 minut z každé strany, jednou otočte, dokud nebude středně propečený. Dejte steak na prkénko a nechte šťávu usadit (5 minut). Nakrájejte steak přes zrno na tenké plátky.

98. Cioppino

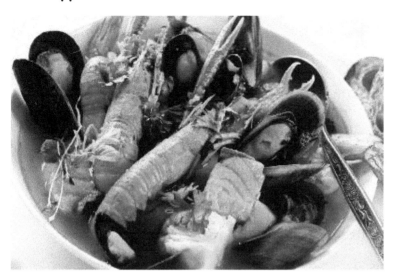

SLOUŽÍ 6

Ingredience

- 3/4 šálku kokosového oleje

- 2 cibule, nakrájené

- 2 stroužky česneku, mleté

- 1 svazek čerstvé petrželky, nasekané

- 1,5 hrnku dušených rajčat

- 1,5 hrnku kuřecího vývaru

- 2 bobkové listy

- 1 polévková lžíce sušené bazalky

- 1/2 lžičky sušeného tymiánu

- 1/2 lžičky sušeného oregana

- 1 šálek vody

- 1-1/2 šálku bílého vína

- 1-1/2 libry oloupaných a zbavených velkých krevet

- 1-1/2 libry hřebenatek

- 18 malých škeblí

- 18 očištěných a zbavených vousů mušlí

- 1-1/2 šálku krabího masa

- 1-1/2 libry filety z tresky, na kostky

Pokyny

a) Na středním plameni rozpusťte kokosový olej ve velkém hrnci a přidejte cibuli, petržel a česnek. Pomalu za občasného míchání vařte, dokud cibule nezměkne. Přidejte rajčata do hrnce. Přidejte kuřecí vývar, oregano, bobkové listy, bazalku, tymián, vodu a víno. Dobře promíchejte.

b) Přikryjeme a dusíme 30 minut.
Vmíchejte krevety, mušle, škeble, mušle a krabí maso. Vmícháme rybu. Přiveďte k varu. Snižte teplotu, přikryjte a vařte, dokud se škeble neotevřou.

99. Platýs s pomerančovým kokosem

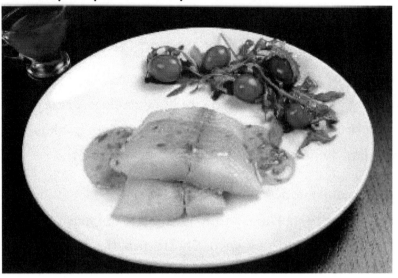

Slouží 6

Ingredience

- 31/2 libry platýs
- 3 polévkové lžíce bílého vína
- 3 polévkové lžíce citronové šťávy
- 3 polévkové lžíce kokosového oleje
- 3 lžíce petrželky
- 1 lžička černého pepře
- 2 polévkové lžíce pomerančové kůry
- 1/2 lžičky soli
- 1/2 šálku nakrájené cibule

Pokyny

a) Předehřejte troubu na 325 F. Rybu posypte pepřem a solí.

b) Vložte rybu do pekáče. Navrch ryby posypeme pomerančovou kůrou. Rozpustte zbývající kokosový olej a do kokosového oleje přidejte petržel a jarní cibulku a nalijte na platýze. Poté přidejte bílé víno.

c) Vložte do trouby a pečte 15 minut. Rybu podávejte s extra šťávou na boku.

100. Grilovaný losos

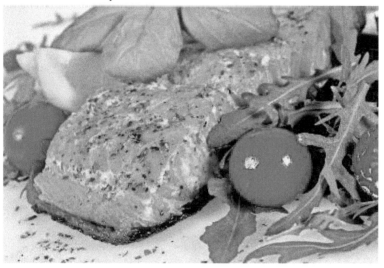

Slouží 4

Ingredience

- 4 (4 unce) filety z lososa

- 1/4 šálku kokosového oleje

- 2 polévkové lžíce rybí omáčky

- 2 polévkové lžíce citronové šťávy

- 2 polévkové lžíce na tenké plátky nakrájené zelené cibule

- 1 stroužek česneku, mletý a 3/4 lžičky mletého zázvoru

- 1/2 lžičky drcených vloček červené papriky

- 1/2 lžičky sezamového oleje

- 1/8 lžičky soli

Pokyny

a) Smíchejte kokosový olej, rybí omáčku, česnek, zázvor, červené chilli vločky, citronovou šťávu, zelenou cibulku, sezamový olej a sůl. Rybu vložíme do skleněné misky a zalijeme marinádou.

b) Přikryjte a dejte na 4 hodiny do lednice.

c) Předehřejte gril. Umístěte lososa na gril. Grilujte, dokud ryba nezměkne. Během vaření v polovině otočte.

ZÁVĚR

Chcete-li zjistit, zda je potravina nízkotučná, může si přečíst její nutriční štítek. Je důležité přečíst si část etikety, která uvádí konkrétní hodnoty, protože mnoho výrobců označuje potraviny jako „nízkotučné", přestože mají relativně vysoký obsah tuku.

Příklady nízkotučných potravin, které může člověk začlenit do své stravy, zahrnují:

- Obiloviny, obiloviny a těstoviny

- kukuřičné nebo celozrnné tortilly

- pečené krekry

- většina studených obilovin

- nudle, zejména celozrnné verze

- ovesné vločky

- rýže

- celozrnné bagety

- Anglické muffiny

- Pita chléb

Lightning Source UK Ltd.
Milton Keynes UK
UKHW050606200123
415489UK00011B/61